Wenn Spielen pathologisch wird

Franz Müller-Spahn, Basel
Jürgen Margraf, Basel

Wenn Spielen pathologisch wird

16 Abbildungen, 16 Tabellen, 2003

KARGER

Basel · Freiburg · Paris · London · New York
New Delhi · Bangkok · Singapore · Tokyo · Sydney

Bibliografische Information der Deutschen Bibliothek
Die Deutsche Bibliothek verzeichnet diese Publikation in der Deutschen Nationalbibliografie; detaillierte bibliografische Daten sind im Internet über < http://dnb.ddb.de > abrufbar.
ISBN 3-8055-7517-3

Printed in Germany on acid-free paper by Druckerei Weber, D-79111 Freiburg
ISBN 3-8055-7517-3

Inhalt

Vorwort

Vor zwei Jahren wurden wir von der Airport Casino Basel AG beauftragt, entsprechend den gesetzlichen Auflagen ein Sozialkonzept als Teil des Auftragswerkes zum Betrieb eines Grand Casinos in Basel auszuarbeiten. Das nun vorliegende Konzept ist Ausdruck der engen und erfolgreichen Zusammenarbeit zwischen zwei Fachdisziplinen, der Psychiatrie und der Psychologie, die unterschiedliche Aspekte der Entstehungsbedingungen sowie der Prävention und Therapie psychischer Störungen aufgreifen. Die Grenzziehung zwischen noch «normalem», sozialem und beginnendem problematischen Spielen ist häufig schwierig und hängt von vielerlei Einflussgrößen ab. Der von uns gewählte interdisziplinäre Arbeitsansatz berücksichtigt die biologischen, psychologischen und sozialen Determinanten, die zur Entwicklung pathologischen Spielens beitragen.

Es ist uns bewusst, dass auch ein noch so differenziert ausformulierter Maßnahmenkatalog hinsichtlich seiner Umsetzbarkeit auf – meist sytemimmanente – Grenzen stößt. Der Erfolg des Sozialkonzeptes wird wesentlich davon abhängen, inwieweit es gelingt, die KasinomitarbeiterInnen, die Betroffenen und deren Angehörige sowie die professionellen therapeutischen Dienste für die Mitarbeit an diesem ambitiösen Projekt zu gewinnen.

Basel, im Herbst 2002
F. Müller-Spahn und *J. Margraf*

Zusammenfassung

Die weitaus größte Gruppe der Glücksspieler stellen die sozialen oder Gelegenheitsspieler dar, die «typischerweise mit Freunden oder Kollegen in einem zeitlich beschränkten Rahmen mit vorher festgelegten, annehmbaren Verlusten spielen» [WHO, 1993; APA, 1996]. Spielverhalten kann jedoch, insbesondere im Bereich des Glücksspiels, eskalieren, sich verselbständigen und sich zu einer schweren Störung von Krankheitswert entwickeln. Diese pathologische Form des Glücksspiels wird auch als Spielsucht bezeichnet. Im Gegensatz zum normalen Spiel, zeichnet sich pathologisches Spielen durch zunehmenden Kontrollverlust des Spielers, Unaufrichtigkeit über das Ausmaß der Betroffenheit, Beeinträchtigung von Familien- und Arbeitsleben, illegales Finanzgebaren und «Aufholjagden» zur Wiedergutmachung von Verlusten aus [WHO, 1991; APA, 1994]. Seit seiner offiziellen Anerkennung als psychische Störung im Jahr 1980 [APA, 1980], wird das pathologische Spielen zu den Impulskontrollstörungen gezählt.

Im Zusammenhang mit der Zulassung von Spielkasinos in der Schweiz muss die Frage der Sozialverträglichkeit bzw. angemessener Maßnahmen zur Prävention und gegebenenfalls Bewältigung pathologischen Spielens behandelt werden. Für das Airport Casino Basel erfolgt dies mit dem vorliegenden Sozialkonzept. Das Konzept gliedert sich in zwei Teile, den aktuellen Stand der Wissenschaft (Kap. 2) und den vorgeschlagenen Maßnahmenkatalog zur Vorbeugung und Behandlung pathologischen Spielens (Kap. 4). Die konkreten Maßnahmen können nur aus der genauen Kenntnis der Phänomenologie, der Persönlichkeitscharakteristika, den typischen psychosozialen Konfliktsituationen und den heute verfügbaren empirisch-wissenschaftlich belegten Therapiestrategien entwickelt werden.

Aufgabe des Sozialkonzeptes ist es, umfassend über die Risiken des Glücksspiels zu informieren, alle erdenklichen Maßnahmen zu ergreifen, um gefährdete Spieler vom Spielbetrieb fernzuhalten, und diesen eine breite Palette an Beratungs- und Therapiemaßnahmen anzubieten.

Die umfassende Schulung des Kasinopersonals, die Aus- und Weiterbildung sowie die Supervision des mit der Umsetzung des Sozialkonzeptes betrauten Personals durch eine unabhängige Fachkommission, die von dieser initiierte wissenschaftliche Begleitforschung sowie die enge Anbindung an die auf Suchtfragen spezialisierte Psychiatrische Universitätsklinik Basel (PUK) stellen die wesentlichen Säulen des Sozialkonzeptes dar.

Epidemiologische Studien weisen auf ein Lebenszeitrisiko für pathologisches Spielen von 0,9–1,6% hin. Bei weiteren zirka 3–4% fanden sich Hinweise für problematisches, d.h. in Einzelaspekten schädliches Spielen, das jedoch nicht alle Kriterien für eine Spielsucht erfüllt.

Glücksspieler mit pathologischem Spielverhalten sind keine homogene Gruppe mit einem typischen Persönlichkeitsprofil. Depressive, narzisstische, selbstunsichere und antisoziale Persönlichkeitsstörungen finden sich gehäuft bei pathologischen Glücksspielern. Generell ist die Komorbidität mit anderen psychischen Störungen ausgeprägt, wobei vor allem depressive Störungen, Angststörungen, Substanzabhängigkeit und Persönlichkeitsstörungen vorliegen. Bis zu 60% der Spielsüchtigen sind auch alkoholabhängig.

Süchtiges Verhalten ist nicht einfach Folge des Angebotes bzw. der Verfügbarkeit von Glücksspielmöglichkeiten, sondern resultiert aus einer engen Wechselwirkung zwischen persönlichkeitsrelevanten Faktoren, dem sozialen Umfeld sowie den spezifischen Wirkungen des Glücksspiels selbst.

Neben psychologischen Faktoren spielen bei der Entstehung süchtigen Verhaltens neurobiologische Prozesse eine wichtige Rolle. Im Mittelpunkt steht dabei ein neurochemisches

Belohnungssystem, das vor allem dopaminerg gesteuert wird. Darüber hinaus spielen Störungen im endogenen Opioid- sowie im noradrenergen und serotonergen System eine bedeutende Rolle bei motivationalen Vorgängen bzw. Belohnungsprozessen im Gehirn. Die Pharmakotherapie zielt in erster Linie auf die «Regulierung» dieser dysfunktionalen neurochemischen Belohnungssysteme des Gehirns, die weitgehend genetisch bedingt sind, hin. Die biologischen Variablen interagieren mit bestimmten kognitiven Auffälligkeiten. So haben pathologische Spieler ein fehlerhaftes Verständnis des Zufallskonzeptes. Sie versuchen, den Zufall vorherzusagen und zu kontrollieren. Sie entwickeln eine Kontrollillusion, die sie dazu motiviert, «todsichere» Gewinnstrategien zu verfolgen. Die Störung entwickelt sich meist schleichend, bei Männern in der Regel im frühen Erwachsenenalter, bei Frauen etwas später.

Pathologisches Glücksspiel kann psychische, soziale, strafrechtliche und somatische Folgen haben. Dazu zählen Persönlichkeitsveränderungen, Suizide und Suizidversuche, Substanzmissbrauch oder -abhängigkeit, Verschuldung, Verlust des Arbeitsplatzes, Beziehungsprobleme, Delinquenz sowie stressbedingte Erkrankungen wie Bluthochdruck, Magengeschwüre und Migräne.

Zur Behandlung der Spielsucht wurden vor allem psychodynamische, verhaltenstherapeutische, pharmakotherapeutische und 12-Stufen-Selbsthilfeverfahren vorgeschlagen. Die meisten Arbeiten liegen zu verhaltenstherapeutischen und kognitiven Verfahren sowie deren Kombination vor. Die vorhandene Literatur zeigt, dass Spielsucht mit den richtigen Maßnahmen erfolgreich behandelt werden kann. Die Therapiekonzepte umfassen im Wesentlichen folgende Komponenten: Training sozialer Fertigkeiten, Behandlung kognitiver Störungen, Psychopharmakotherapie, Bewältigungsfertigkeiten und Problemlösetraining sowie Schuldnerberatung.

Die in dem Sozialkonzept vorgeschlagenen präventiven Strategien umfassen fünf Dimensionen:

1. Infrastruktur und Lage des Airport Casino Basel: Ansiedlung an der Peripherie der Stadt, Integration des Spielkasinos in eine Art Freizeitpark mit einem breiten Angebot alternativer Unterhaltungsmöglichkeiten.
2. Umfassende Aufklärung des Publikums durch Informationsmaterial, regelmäßige Öffentlichkeitsveranstaltungen und Hinweise im Kasino sowie eine intensive Schulung des Kasinopersonals. Ergänzt wird dies durch einen speziellen psychologischen Dienst des Kasinos in Zusammenarbeit mit der PUK Basel und der unabhängigen Fachkommission zur Überwachung und Durchsetzung des Sozialkonzeptes. Diese Maßnahmen stellen ein gestuftes Vorgehen dar, das flexibel auf verschiedene Anforderungen reagiert.
3. Früherkennung: Das derzeit bestmögliche Vorgehen beinhaltet die Kombination von Selbstdeklarations- und Fremdbeurteilungsverfahren. In diesem Zusammenhang werden geeignete Fragebögen vorgelegt.
4. Verfügbarkeitseinschränkungen: Freiwillige wie angeordnete Zugangsbeschränkungen stellen zentrale Stufen eines jeglichen effektiven Präventionsprogrammes dar. Diese reichen von Besuchseinschränkungen bis hin zu Spielsperren. Die exakte Anpassung derartiger Maßnahmen an den individuellen Problemfall ist Aufgabe eines Ausschusses für Glücksspielsucht im Kasino, dem sowohl Vertreter des Kasinomanagements als auch der psychologische Dienst sowie die unabhängige Fachkommission angehören.
5. Beratungs- und Hilfsangebote: Hier stehen niedrigschwellige Hilfen, Beratung und komplette Therapieangebote im Sinne eines auf den Einzelfall zugeschnittenen stufenartigen Vorgehens zur Verfügung (enge Zusammenarbeit mit der Abteilung für Abhängigkeitserkrankungen und der Verhaltenstherapeutischen Ambulanz der PUK Basel).

Mit dem beschriebenen, mehrdimensional abgestuften Präventionsprogramm wird eine nach dem derzeitigen Wissensstand optimale Versorgung gewährleistet. Die enge Verbindung mit der unabhängigen Fachkommission ist ein besonderes Kennzeichen dieses Konzeptes. Durch die wissenschaftliche Begleitforschung wird eine wichtige Rückmeldeschleife eingeführt. Dadurch kann das Konzept kontinuierlich evaluiert und bei Bedarf rasch optimiert werden.

1 Spielen ist menschlich

Spielen ist eine grundlegende Form menschlicher Tätigkeit. Es ist nicht nur während der kindlichen Entwicklung, sondern auch in jeder anderen Lebensphase unentbehrlich. Spielen kann helfen, Fertigkeiten zu trainieren, eine soziale Identität zu entwickeln, Wohlbefinden zu erreichen oder Unbehagen auszugleichen. Spiele beinhalten zudem soziale, sportliche und politische Gegebenheiten, wie nicht zuletzt in den Begriffen Wettbewerb, Konkurrenz, Konflikt oder Kooperation deutlich wird. Da das Spiel weit über den Freizeitsektor hinaus die wichtigsten menschlichen Lebensbereiche tangiert, überrascht es nicht, dass Spielverhalten in den modernen Industriestaaten zu einem wesentlichen Wirtschaftsfaktor geworden ist.

Spielverhalten kann aber insbesondere im Bereich des Glücksspiels auch eskalieren, entgleisen, sich verselbständigen und zu einer schweren Störung von Krankheitswert werden. Diese pathologische Form des Glücksspiels wird auch als Spielsucht bezeichnet[1]. Obwohl das Phänomen der Spielsucht schon lange bekannt ist, fand es seine offizielle Anerkennung als psychische Störung erst im Jahr 1980 mit der Aufnahme in die dritte Auflage des Diagnostischen und Statistischen Manuals (DSM-III) der Amerikanischen Psychiatrischen Vereinigung [APA, 1980].

---

[1] Die offizielle psychiatrische Nomenklatur bevorzugt den neutraleren Begriff des «pathologischen Spielens», während umgangssprachlich die Bezeichnung «Spielsucht» weit verbreitet ist. Wir werden im Folgenden die Begriffe «Spielsucht» und «pathologisches Spielen» synonym gebrauchen.

Im Gegensatz zum normalen Spielen zeichnet sich pathologisches Spielen durch einen Kontrollverlust des Spielers[2], Unaufrichtigkeit über das Ausmaß der Betroffenheit, Beeinträchtigung von Familien- und Arbeitsleben, illegales Finanzgebaren und «Aufholjagden» zur Wiedergutmachung von Verlusten aus [WHO, 1993; APA, 1996]. Die Betroffenen riskieren ihren Arbeitsplatz, verschulden sich und lügen oder stehlen, um an Geld zu gelangen oder der Bezahlung von Schulden auszuweichen. Auch Verarmung, gestörte Familienbeziehungen und die Zerrüttung ihrer Lebensverhältnisse können sie nicht von ihrem Fehlverhalten abbringen. Am Ende stehen massive Konsequenzen für die Spieler und ihre Angehörigen, die nicht selten bis sozialem Ruin und Suizidalität reichen [Petry und Armentano, 1999].

Mittlerweile ist anerkannt, dass die Häufigkeit pathologischen Glücksspiels auch von der Verfügbarkeit legaler oder illegaler Spielmöglichkeiten abhängt [Gmür, 1988; Lester, 1994; Volberg, 1994; Campbell und Lester, 1999; Koran, 1999; Ladouceur et al., 1999; vgl. aber auch Govoni et al., 1998; Room et al., 1999]. Da die Industriestaaten zunehmend eine liberale Haltung vertreten und viele Formen des Glücksspiels legalisieren, ist die Zahl der spielsüchtigen Menschen im Wachsen begriffen [Petry und Armentano, 1999]. Gegenwärtig dürften 1–2% der Erwachsenenbevölkerung in Nordamerika und Westeuropa vom pathologischen Spielen betroffen sein [Gmür, 1988; Becona, 1996; Ladouceur, 1996; Volberg, 1996; Petry und Armentano, 1999]. Im Zusammenhang mit der Zulassung von Spielkasinos in der Schweiz muss daher auch die Frage der Sozialverträglichkeit bzw. angemessener Maßnahmen zur Prävention und gegebenenfalls Bewältigung pathologischen Spielens behandelt werden. Für das Airport Casino Basel ist dies Gegenstand des vorliegenden Sozialkonzeptes.

---

[2] Der besseren Lesbarkeit halber werden im gesamten Text alle Personenbezeichnungen geschlechtsneutral gebraucht. Der Begriff „Spieler“ steht damit als Abkürzung für Spieler und Spielerinnen etc.

Die Autoren sind sich darüber im Klaren, dass auch ein noch so differenziert ausgearbeiteter Maßnahmenkatalog zur Aufklärung über die Risiken des Glücksspiels und die Früherkennung gefährdeter Spieler bei der Umsetzung auf Grenzen stößt. Diese sind größtenteils systemimmanent. Die Bandbreite gesunden und pathologischen Spielens ist außerordentlich hoch und hängt von vielerlei Einflussgrößen (s.u.) ab: Pathologische Spieler sind selbst häufig nicht in der Lage, ihr Spielverhalten als krankhaft einzuordnen und gegenüber den Kasinobetreibern bzw. professionellen Beratungsstellen auf ihr Problem hinzuweisen, zumal sie damit Gefahr liefen, vom Spielbetrieb ausgeschlossen zu werden. Süchtiges Verhalten ist nicht einfach Folge des Angebotes bzw. der Verfügbarkeit von Glücksspielmöglichkeiten, sondern resultiert aus einer engen Wechselwirkung zwischen persönlichkeitsrelevanten Faktoren (glücksspielspezifische Vulnerabilität), den Einflüssen des sozialen Umfeldes (Überbetonung der Bedeutung von Geld, Lernen am falschen Modell) sowie den spezifischen Wirkungen des Glücksspiels selbst (z.B. euphorisierende Effekte). Gleichzeitig finden wir eine außerordentlich hohe Komorbidität (gleichzeitiges Auftreten mehrerer psychischer Erkrankungen) mit anderen Abhängigkeitserkrankungen, insbesondere Alkoholabhängigkeit, die in bis zu 60% der Fälle gemeinsam mit der Glücksspielsucht auftritt. Unabhängig von diesen spezifischen Abhängigkeitserkrankungen entwickelt sich pathologisches Glücksspiel häufig im Zusammenhang mit Persönlichkeitsstörungen sowie aktuellen psychosozialen Konflikten. Spielbanken sind daher nicht zwangsläufig Suchtgeneratoren.

Den Betreibern des Airport Casinos ist der Schaden bekannt, der entstehen kann, wenn keine aktiven Schritte zur Prävention, Früherkennung und wirkungsvollen Behandlung unternommen werden. Aus diesem Grund beinhaltet das Konzept ein ganzes Bündel einschlägiger Maßnahmen. Ein derartig umfassender Ansatz als Teil einer Betreiberstrategie ist innerhalb der Welt des professionellen Glücksspiels völlig neu. Aufgrund heutiger Erfahrungen im Kasinomanagement sowie neuer wissenschaftlicher Erkenntnisse sind wir davon überzeugt, dass dieses Maßnahmenbündel positive Wirkungen haben und als Richtschnur für weitere Projekte dienen wird.

Aufgabe des Sozialkonzeptes ist es deshalb, umfassend über die Risiken des Glücksspiels zu informieren, alle erdenklichen Maßnahmen zu ergreifen, um gefährdete Spieler vom Spielbetrieb fernzuhalten und diesen vielfältige Beratungs- und Therapiemaßnahmen anzubieten. Darüber hinaus stellen die umfassende Schulung des Kasinopersonals, die Aus- und Weiterbildung sowie die Supervision des mit der Umsetzung des Sozialkonzeptes betrauten Personals durch eine unabhängige Fachkommission, die von dieser initiierte wissenschaftliche Begleitforschung sowie die enge Anbindung an die auf Suchtfragen spezialisierte Psychiatrische Universitätsklinik Basel wesentliche Säulen des Sozialkonzeptes dar (Abb. 1).

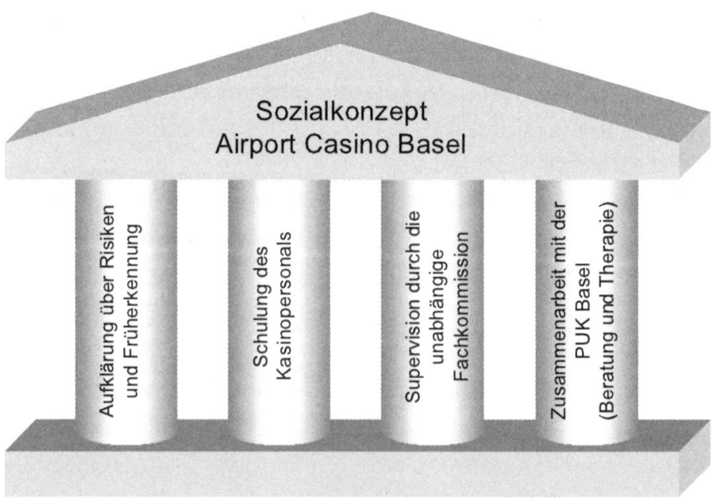
Sozialkonzept
Airport Casino Basel
Aufklärung über Risiken und Früherkennung
Schulung des Kasinopersonals
Supervision durch die unabhängige Fachkommission
Zusammenarbeit mit der PUK Basel (Beratung und Therapie)

Abb. 1. Das Sozialkonzept im Überblick

Die Autoren haben sich bemüht, das Sozialkonzept in einer allgemein verständlichen Form und nicht primär für ein Fachgremium abzufassen. Es gliedert sich in zwei Bereiche, den aktuellen Stand der Wissenschaft und daraus resultierend die vorgeschlagenen Maßnahmen zur Vorbeugung und Behandlung pathologischen Spielens. Die konkreten Maßnahmen können nur aus der genauen Kenntnis der Phänomenologie, der Persönlichkeitscharakteristika, den für pathologische Spieler typischen psychosozialen Konfliktsituationen und den heute verfügbaren empirisch-wissenschaftlich belegten Therapiestrategien entwickelt werden.

2 Spielsucht: Der Stand der Forschung

2.1 Was ist Spielsucht? Definition und diagnostische Merkmale

Seit seiner erstmaligen offiziellen Anerkennung als psychische Störung im DSM-III im Jahr 1980 [APA, 1980] wird das pathologische Spielen als eine Form der Impulskontrollstörung klassifiziert. Diese Einordnung steht in der Tradition der klassischen, deskriptiven Psychiatrie, in der bereits Kraepelin [1915] die «Spielwut» als «impulsives Irresein» auffasste. Auch die aktuelle vierte Auflage des DSM [APA, 1996] sowie die gültige zehnte Auflage des Diagnoseschlüssels der Weltgesundheitsorganisation [ICD-10; WHO, 1993] ordnen das Problem unter den Störungen der Impulskontrolle ein. Die Diagnosekriterien des DSM-IV sind in Tabelle 1 aufgeführt.

Neben dieser extremen Form der Spielsucht ist auch die mildere Form des «gewohnheitsmäßigen Spiels» von gesundheitspolitischer Bedeutung. Hier spielen die Betroffenen vor allem wegen der aufregenden Spannung oder um Geld zu verdienen [WHO, 1993]. Bei schweren Verlusten oder anderen negativen Konsequenzen sind sie jedoch in der Lage, ihre Gewohnheit einzuschränken, so dass in der Regel weder der endgültige Kontrollverlust noch massive psychosoziale Konsequenzen auftreten. In der Differentialdiagnose müssen darüber hinaus weitere Spielformen und Störungen abgegrenzt werden, bei denen exzessives Spielverhalten auftreten kann (vgl. Tab. 2).

Tab. 1. Diagnostische Kriterien für pathologisches Spielen nach DSM-IV

A Andauerndes und wiederkehrendes fehlangepasstes Spielverhalten, was sich in mindestens fünf der folgenden Merkmale ausdrückt:

1. Ist stark eingenommen vom Glücksspiel (z.B. starkes Beschäftigtsein mit gedanklichem Nacherleben vergangener Spielerfahrungen, mit Verhindern oder Planen der nächsten Spielunternehmungen, Nachdenken über Wege, Geld zum Spielen zu beschaffen),
2. muss mit immer höheren Einsätzen spielen, um die gewünschte Erregung zu erreichen,
3. hat wiederholt erfolglose Versuche unternommen, das Spielen zu kontrollieren, einzuschränken oder aufzugeben,
4. ist unruhig und gereizt beim Versuch, das Spielen einzuschränken oder aufzugeben,
5. spielt, um Problemen zu entkommen oder um eine dysphorische Stimmung (z.B. Gefühle von Hilflosigkeit, Schuld, Angst, Depression) zu erleichtern,
6. kehrt, nachdem er beim Glücksspiel Geld verloren hat, oft am nächsten Tag zurück, um den Verlust auszugleichen (dem Verlust «Hinterherjagen»),
7. belügt Familienmitglieder, den Therapeuten oder andere, um das Ausmaß seiner Verstrickung in das Spiel zu vertuschen,
8. hat illegale Handlungen wie Fälschung, Betrug, Diebstahl oder Unterschlagung begangen, um das Spielen zu finanzieren,
9. hat eine wichtige Beziehung, seinen Arbeitsplatz, Ausbildungs- oder Aufstiegschancen wegen des Spielens gefährdet oder verloren,
10. verlässt sich darauf, dass andere ihm Geld bereitstellen, um die durch das Spielen verursachte hoffnungslose finanzielle Situation zu überwinden.

B Das Spielverhalten kann nicht besser durch eine manische Episode erklärt werden.

[APA, 1996].

Diagnoseinstrumente

Zur Erfassung des pathologischen Spielens liegen eine Reihe von Fragebögen vor, die sich in unterschiedlichem Ausmaß bewährt bzw. in der Praxis durchgesetzt haben. Zu den ältesten Selbsterhebungverfahren für pathologisches Spielen zählen die 20 Fragen der Gamblers Anonymous (Anonyme Spieler) und

Tab. 2. Differentialdiagnose des pathologischen Spielens nach DSM-IV

Soziales Spielen	Findet typischerweise mit Freunden oder Kollegen in einem zeitlich beschränkten Rahmen mit vorher festgelegten, annehmbaren Verlusten statt
Problematisches Spielen	Negative Auswirkungen des Glücksspielens Kontrollmechanismen meist noch funktionsfähig
Professionelles Spielen	Risiken sind begrenzt Disziplin steht im Vordergrund Gelegentliches Auftreten von Problemen (kurzfristiges «Hinterherjagen» und Kontrollverlust)
Manische Episode	Auftreten von Spielexzessen im Kontext mit anderen manischen Symptomen (euphorische bis gereizte Stimmung, Antriebssteigerung, Selbstüberschätzung bis zum Größenwahn, vermindertes Schlafbedürfnis)
Persönlichkeitsstörung	Antisoziale Persönlichkeit

[APA, 1996; Rosenthal, 1989].

Kriterienlisten auf der Basis des DSM-III und seiner Nachfolger [Petry, 1996; Petry und Armentano, 1999]. Während diese Verfahren klinische Formen der Spielsucht gut abbilden, sind sie für Screeningzwecke und insbesondere die Früherkennung weniger geeignet, da sie übermäßig restriktiv sind und damit zu viele falsch negative Befunde liefern, d.h. gefährdete Personen zu leicht in die Gruppe der normalen Spieler einordnen [Lesieur und Blume, 1987]. Gerade die zuverlässige Erfassung von gefährdeten Spielern, möglichst bevor sie zu manifest «klinischen Fällen» werden, ist aber eine wesentliche Aufgabe von Screeningverfahren. Ein weiteres Problem betrifft die mangelnde testtheoretische Fundierung und unzureichende psychometrische Überprüfung vieler Fragebögen.

Um diesen Kritikpunkten zu begegnen, wurden andere Verfahren entwickelt, von denen mehrere über gute psychometrische Werte verfügen und sich für Screeningzwecke eignen [Shaffer et al., 1999; Petry, 1996; Johnson et al., 1997, 1998]. Weltweit am weitesten verbreitet ist der South Oaks Gambling Screen [SOGS; Lesieur und Blume, 1987, 1993], der mittlerweile in 11 Sprachen übersetzt und in vielen klinischen und epidemiologischen Studien verwandt wurde [Lesieur und Blume, 1991]. Dieses Verfahren verfügt über eine ausgezeichnete Reliabilität und Validität, ist allerdings mit 35 Fragen, die zu 16 Items gruppiert sind, noch recht umfangreich.

Als kürzere Alternative steht neuerdings der nur zwei Fragen umfassende Lie-Bet-Screen von Johnson et al. [1997, 1998] zur Verfügung. Es ist bemerkenswert, dass mit einem derart kurzen Verfahren ausgezeichnete Sensitivitäts- und Spezifitätswerte erzielt werden können.

Im deutschen Sprachraum liegt mit dem Kurzfragebogen zum Glücksspielverhalten [KFG, vgl. Petry, 1996] ein weiteres psychometrisch überprüftes Verfahren vor.

Speziell für Jugendliche eignet sich zudem der Massachusetts Gambling Screen (MAGS), der von Shaffer et al. [1999] auf der Basis der DSM-IV-Kriterien entwickelt wurde.
Eine wichtige Erkenntnis betraf die Tatsache, dass Spielsucht kein einheitliches Phänomen darstellt. Einen Überblick zu aktuellen Formen des Glücksspiels gibt Tabelle 3.

Typologie von «Spielerpersönlichkeiten»

In der Vergangenheit wurden zahlreiche Versuche unternommen, spielsuchtgefährdete Personen bzw. manifest Spielsüchtige anhand bestimmter Persönlichkeitsmerkmale bzw. ihres Spielverhaltens zu charakterisieren.

Petry [1996] unterscheidet in seiner Typologie des pathologischen Gücksspiels zwei Gruppen:

Tab. 3. Aktuelle Formen des Glücksspiels

Staatliche Lotterien
Geldspielautomaten
Glücksspiele in Spielbanken (Roulette, Glücksspielautomaten)
Internet-Kasinos
Kartenspiele
Sportwetten (z.B. Pferdewetten)
Sonstige «Glücksspiele» (z.B. riskante Formen der Börsenspekulation)

Modifiziert nach Meyer und Bachmann [1993] und Petry [1996].

1. Die narzisstisch persönlichkeitsgestörten Glücksspieler mit einer selbstbezogenen Persönlichkeit, die sich «auf dem Hintergrund einer ausgeprägten Sinnproblematik selbsttäuschend erhöhen und beschönigend nach außen darstellen».
2. Eine kleinere Untergruppe depressiv-neurotischer Glücksspieler mit einer «extremen Beeinträchtigung der Sinnerfülltheit bei gleichzeitig ausgeprägter Verminderung der Selbstaktualisierung sowie der selbst- und fremdbezogenen Wertschätzung».

Die narzisstisch persönlichkeitsgestörten Glücksspieler zeigten Ähnlichkeiten mit der Untergruppe von Suchtkranken mit selbstunsicherer Persönlichkeitsstörung. Die depressiv-neurotischen Glücksspieler ähnelten den «depressiven Psychosomatikern».

Andere Untersucher fanden im Rahmen von Persönlichkeitstests bei pathologischen Glücksspielern depressive Züge, Selbstunsicherheit, Hypochondrie, histrionisches Verhalten sowie paranoide und psychopathische Züge [Blanco et al., 1996]. Paranoide und psychopathische Züge könnten die Tendenz vieler Glücksspieler, die Schuld für ihr Schicksal bei anderen zu suchen, sowie ihre Unfähigkeit, aus der Vergangenheit zu lernen, erklären.

Störungen der Impulskontrolle, erhöhte Impulsivität, geringe Frustrationstoleranz und ein irrationaler Kontrollglaube («beat the system», Manipulation des Glücks) ergänzen das Spektrum der bei pathologischen Spielern gehäuft beobachteten Persönlichkeitsmerkmale.

Grundsätzlich ist der Schlussfolgerung von Vent [1999] zuzustimmen, dass pathologische Glücksspieler keine homogene Gruppe sind. Dies gilt sowohl bezüglich der jeweils bevorzugten Spielart, der Spielfrequenz, der Schwere der Abhängigkeit mit ihren psychosozialen Folgen, der Qualität der sozialen Integration, der sozialen Schichtzugehörigkeit, dem Lebensalter sowie der Art und dem Ausmaß anderer psychischer Störungen. Die allermeisten Glücksspieler sind so genannte soziale oder Gelegenheitsspieler.

2.2 Häufigkeit von Spielsucht: Wer ist gefährdet?

In den vergangenen Jahrzehnten wurde eine Reihe von Studien zur Häufigkeit pathologischen Spielens in unterschiedlichen Altersgruppen, unterschiedlichen Kulturen und unterschiedlichen sozialen Schichten durchgeführt. Die Ergebnisse dieser epidemiologischen Studien weisen auf ein Lebenszeitrisiko für pathologisches Spielen von 0,9–1,6% hin. Eine kürzlich publizierte Metaanalyse von 119 Studien aus Kanada und den USA, welche die Lebenszeitprävalenz von pathologischem Spielen untersucht hatten, ergab ein durchschnittliches Lebenszeitrisiko von 1,6% [Shaffer et al., 1999]. Bei weiteren 3,9% fanden sich Hinweise für problematisches, d.h. in Einzelaspekten schädliches Spielen, ohne dass alle Kriterien für eine Spielsucht erfüllen wurden.

In der groß angelegten und methodisch gut kontrollierten Saint Louis Epidemiological Catchment Area Study [Cunningham et al., 1998] wurde bei einer Umfrage unter mehr als 3000

Erwachsenen zwischen 18 und 96 Jahren bei 9,2% problematisches Spielen ermittelt. Dabei fand sich ein erhöhtes Risiko für andere psychische Erkrankungen, insbesondere Alkoholabhängigkeit, Tabakabhängigkeit und eine antisoziale Persönlichkeitsstörung. Die Prävalenzraten für pathologisches Spielen scheinen insgesamt mit der Verbreitung legalen Glücksspiels anzusteigen [Lester, 1994; Volberg, 1994; Campbell und Lester, 1999; Koran, 1999, Ladouceur et al., 1999]; es gibt aber auch gegenteilige Befunde [z.B. Govoni et al., 1998].

In Kanada wurden Prävalenzraten für pathologisches Spielen von 1,2–1,9% in der Erwachsenenbevölkerung ermittelt [Ladouceur, 1996]. Dies entspricht etwa den Prävalenzraten in den USA. Wesentlich höher scheint dagegen der Anteil spielsuchtgefährdeter Jugendlicher in den USA und Kanada zu liegen. Die Prävalenzraten bei Jugendlichen zwischen dem 13. und 20. Lebensjahr liegen zwischen 9,9% und 14,2% [Shaffer und Hall, 1996].

Zusammenfassend weisen die Befunde auf einen Anstieg spielsuchtgefährdeter Personen, insbesondere in jüngerem Lebensalter hin [Petry und Armentano, 1999; Bühringer und Türk, 2000]. Zu dieser Entwicklung hat auch die Verbreitung des Internets mit seinen vielfältigen Glücksspielmöglichkeiten beigetragen. Zirka ein Drittel aller pathologischen Spieler sind weiblich.

Epidemiologische Studien weisen zudem auf kulturelle Unterschiede in der Häufigkeit und der Form des Glücksspielens (z.B. Pferderennen, Kartenglücksspiele, Hahnenkämpfe, Börsenspekulationen) hin.

2.3 Komorbidität: zusätzliche psychische Störungen

Pathologisches Spielen geht häufig mit anderen psychischen Störungen oder Delinquenz einher, vor allem mit affektiven

Störungen, Angststörungen, Substanzabhängigkeit, anderen Impulskontrollstörungen und Persönlichkeitsstörungen [Blaszczynski und McConaghy, 1994; Becona et al., 1996; Black und Moyer, 1998; Blaszczynski et al., 1997; Crockford und el-Guebaly, 1998b; Ladouceur et al., 1999; Spunt et al., 1998; Meyer und Stadler, 1999; Slutske et al., 2000].

Bis zu 60% der Spielsüchtigen sind auch substanzabhängig [Ramirez et al., 1984; Lesieur et al., 1985; Cunningham-Williams et al., 1998]. Ebenfalls häufig sind Zwangsstörungen, andere Angststörungen, Depressionen sowie Aufmerksamkeits-/Hyperaktivitätsstörungen und andere Impulskontrollstörungen [McCormick et al., 1984; Linden et al., 1986; Carlton et al., 1987; Blaszczynski und McConaghy, 1989; Bergh und Kuhlhorn, 1994; Specker et al., 1996].

Eine Zusammenfassung der Befunde gibt Tabelle 4. Angesichts der erheblichen Komorbidität überrascht es nicht, dass auch eine erhöhte Suizidalität bei pathologischen Spielern festgestellt wurde. Genauere Ausführungen zu Verlauf und Prognose finden sich in Abschnitt 2.5. Insgesamt entspricht die bei der Spielsucht festgestellte ausgeprägte Komorbidität durchaus Werten, wie sie bei anderen schweren psychischen Störungen beobachtet werden.

2.4 Entstehungsbedingungen: Wie kommt es zu Spielsucht?

Moderne psychiatrische Klassifikationssysteme wie das ICD-10 und das DSM-IV gehen von einer objektivierbaren biopsychosozialen Funktionsstörung aus, die mit subjektivem Leiden oder einer bereits bestehenden oder drohenden Funktionseinschränkung bis hin zum Verlust von innerer Freiheit oder Leben verbunden ist. Dabei wird nicht unterstellt, dass jede psychische Störung eine homogene Entität bezüglich ihrer bio-

Tab. 4. Häufigkeit komorbider Störungen bei pathologischen Glücksspielern

Störungstyp	Häufigkeit[1], %
Alkoholabhängigkeit	15–60
Nikotinabhängigkeit	20–80
Opiatabhängigkeit	10–20
Cannabismissbrauch	10–20
Bipolare affektive Störung (manisch, depressiv)	10–20
Depressive Störung	10–50
Andere Störungen der Impulskontrolle (z.B. Kaufzwang, Aufmerksamkeitsdefizit-/ Hyperaktivitäts-störung)	10–35
Persönlichkeitsstörungen (z.B. antisoziale Persönlichkeitsstörung, schizotypische Persönlichkeitsstörung, anankastische Persönlichkeitsstörung, emotional instabile Persönlichkeitsstörung, ängstliche (selbstunsichere) Persönlichkeitsstörung, narzisstische Persönlichkeitsstörung)	30–80
Angststörungen	10–30

[1]Stichtagsuntersuchungen.
Vgl. Becona et al. [1996], Spunt et al. [1995], Specker et al. [1995), Westphal et al. [2000], Blaszczynski und Farrell [1998], Black und Moyer [1998], Slutske et al. [2000].

logischen und/oder psychologischen Entstehungsbedingungen mit klaren Grenzen darstellt. Die Übergänge zu anderen psychischen Erkrankungen und zur Normalität sind fließend. Auch beim Spielen sind die Grenzen zwischen sozialem und pathologischem Spielen unscharf.

In den vergangenen Jahren wurden im Wesentlichen zwei Konzeptionen zur Entstehung des pathologischen Glücksspiels diskutiert, das «Suchtmodell» [Meyer, 1984] und das «Neurosemodell» [Hand und Kaunisto, 1984].

Verlangen und Kontrollverlust

Das Suchtmodell wurde ursprünglich von Jellinek [1960] am Beispiel der Alkoholabhängigkeit entwickelt. Meyer [1984] hat es auf das pathologische (süchtige) Glücksspiel übertragen. Danach gelten als notwendige Kernsymptome das unwiderstehliche Verlangen nach dem Glücksspiel (Abstinenzunfähigkeit) und der Kontrollverlust nach Beginn des Spielens (Spielen, bis kein Geld mehr zur Verfügung steht). Darüber hinaus spielen noch eine Reihe anderer pathogenetischer Faktoren eine wichtige Rolle (vgl. Tab. 6).

In Anlehnung an Jellineks Phaseneinteilung der Alkoholabhängigkeit unterscheiden Meyer und Bachmann [1993] drei Stadien im Verlauf einer Spielerkarriere (vgl. Tab. 8):

1. Positives Anfangsstadium
2. Kritisches Gewöhnungsstadium
3. Suchtstadium

Spielsucht wird heute als ein mehrdimensionales Syndrom mit unterschiedlicher Ätiologie und weitgehender Verschlechterungstendenz verstanden [Böning, 1991]. Bei der Entstehung der Spielsucht wirken persönlichkeitsspezifische Faktoren, Einflüsse des sozialen Umfeldes und spezifische Merkmale des Glücksspiels zusammen (Abb. 2).

Ein derart erweitertes Verständnis von Spielsucht zeigt die Gemeinsamkeiten zwischen verschiedenen Suchtformen auf (häufig treten Alkoholabhängigkeit, Drogenabhängigkeit und Spielsucht gleichzeitig auf), andererseits weist es auf das «umfassendere gesellschaftliche, kulturelle und soziale Bedingungsgefüge» der Spielsucht hin [Petry, 1996].

Gegner der Suchtkonzeption pathologischen Spielens argumentieren, dass dieses Modell spezifisch für Alkoholabhängigkeit entwickelt worden sei und mit seinem primär biologischen Krankheitsverständnis psychosoziale Einflussfaktoren zu wenig berücksichtige.

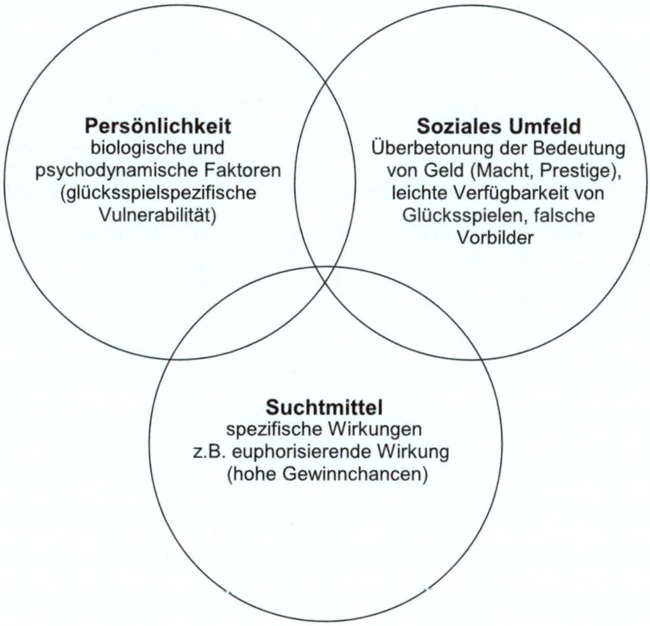

Abb. 2. Allgemeine Ursachen für die Entwicklung einer Abhängigkeitserkrankung

Glücksritter, Desperados und Resignierer

Das von Hand und Kaunisto [1984] vorgelegte «Neurosemodell» stellt die Funktionalität des Glücksspielverhaltens in den Mittelpunkt und berücksichtigt damit psychodynamische und verhaltenstheoretische Ansätze. Hand und Kaunisto unterscheiden drei Prägnanztypen, den «Glücksritter», den «Desperado» und den «Resignierer».

«Glücksritter» sind ausgesprochen konsumorientiert. Vorwiegend handelt es sich um junge Männer, die in ihrem Glücksspielverhalten noch nicht festgelegt sind. Bei den «Desperados» handelt es sich meist um Männer im mittleren Lebensalter, deren Glücksspielverhalten Ausdruck von zum Teil nicht bewussten Partnerschaftsproblemen ist. Unter dem «Resignierertypus» finden sich vor allem ältere Männer. Ihr Glücksspielverhalten dient in erster Linie dazu, eine Depression abzuwehren.

Da biologische, soziale und psychologische Faktoren zur Entstehung pathologischen Spielens beitragen, ist es wenig hilfreich, ausschließlich ein Modell zu favorisieren. Integrative Behandlungsansätze trennen beide Konzeptionen nicht künstlich, sondern berücksichtigen psychosoziale und biologische Entstehungsmechanismen in gleicher Weise. Tabelle 5 stellt Merkmale des Glücksspiels zusammen, die in besonderem Ausmaß für «Dosissteigerungen» und damit Suchtentwicklungen verantwortlich sind.

Tab. 5. Merkmale des Glücksspiels, die für eine Steigerung von Spielhäufigkeit, -dauer und -einsätzen verantwortlich sind

1. Ein kurzes Auszahlungsintervall ermöglicht die rasche Reintegration des Geldes in den Glücksspielkreislauf.
2. Eine hohe Ereignisfrequenz fördert persistentes Spielverhalten sowie rasche und hohe Gewinnmöglichkeiten mit jedem Spiel.
3. Ein breites Spektrum an Einsätzen und Gewinnchancen ermöglicht Vervielfachung der Gewinne und raschen Ausgleich erlittener Verluste.
4. Fehlerhafte Einschätzung der realen Verluste durch ersatzweise Verwendung von Jetons (anstelle von Geld) bzw. Wechseln des Geldes in kleine Einheiten (für Spielautomaten).
5. Fehleinschätzung, das Spielgeschehen aus eigener Kraft (z.B. besondere Geschicklichkeit, Erfassen des Spielsystems, «beat the system») beeinflussen zu können.

Modifiziert nach Meyer [1984]; aus Vent [1999].

Neurochemisches Belohnungssystem. Auch wenn die sozialen Verhältnisse süchtiges Verhalten erheblich beeinflussen können, ist Sucht kein schichtspezifisches oder konjunkturabhängiges Phänomen, das allein durch eine Änderung der sozialen Verhältnisse therapierbar wäre. Neben psychologischen Faktoren spielen bei der Entstehung süchtigen Verhaltens auch neurobiologische Prozesse eine wichtige Rolle. Untersuchungen weisen darauf hin, dass die psychischen Phänomene der Sucht, wie z.B. der extreme, kaum stillbare Wunsch zu spielen, auch eine neurobiologische Entsprechung haben. Im Mittelpunkt steht dabei ein so genanntes neurochemisches Belohnungssystem, das vor allem dopaminerg gesteuert wird. Aber auch die Stimulation des endogenen Opioidsystems, die Aktivierung noradrenerger Botenstoffe im Gehirn sowie Störungen im Serotoninstoffwechsel spielen bei der Entwicklung süchtigen Verhaltens eine wichtige Rolle. Die medikamentöse Behandlung zielt in erster Linie auf die «Regulierung» dysfunktionaler neurochemischer Belohnungssysteme des Gehirns, die genetisch bedingt sind, hin.

Monokausale Erklärungs- und vor allem Therapieansätze bleiben also einseitig und wurden inzwischen zugunsten integrativer Konzeptionen verlassen, die sowohl psychotherapeutische als auch psychopharmakologische und soziotherapeutische Behandlungselemente einschließen.

Sowohl in der Psychiatrie als auch in der somatischen Medizin kommt einem einzelnen Faktor selten allein entscheidende Wirkung zu [Gaebel und Müller-Spahn, 2002]. Während eine akute somatische Schädigung zu entsprechenden neuropsychiatrischen Irritationen oder Ausfallerscheinungen führen kann (direkte Ursache-Wirkungs-Beziehung), ist bei den meisten psychischen Störungen keine unmittelbare organische Ursache erkennbar. Vielmehr wird angenommen, dass anhaltende organische Einflüsse im Laufe der Zeit kumulieren oder dass eine dispositionell angelegte Fehlsteuerung allmählich zu einer Fehlentwicklung führt. In den letztgenannten Fällen bleibt das «freie Intervall», die Latenzphase bis zur manifesten Krankheit, zu klären [Gaebel und Müller-Spahn, 2002]. Hier spielen unter anderem Stressoren in kritischen Entwicklungsphasen eine wichtige Rolle. Erklärungsbedürftig ist weiterhin, warum manche Menschen, auch wenn sie an den gleichen Geräten spielen, gar nicht oder weniger schwer erkranken als andere, d.h. keine Spielsucht entwickeln. Derartige Beobachtungen widersprechen der Annahme einfacher linearer Zusammenhänge zwischen Ursachen, Entstehung und Ausbruch einer Krankheit und erfordern die Berücksichtigung folgender Moderatorgrößen [vgl. Gaebel und Müller-Spahn, 2002]:

- Menschen sind unterschiedlich anfällig (Disposition/Vulnerabilität).
- Es gibt kompensatorische (adaptive und reparative) Funktionen.
- Es gibt krankheitsfördernde und krankheitshemmende Bedingungen (Risikofaktoren, Schutzfaktoren, unterschiedliche Bewältigungsstrategien).
- Es gibt aufrechterhaltende und den Störungsverlauf modifizierende (pathoplastische) Faktoren.

Vulnerabilitäts-Stress-Konzept

Als wichtigstes integratives Störungsmodell gilt heute das Vulnerabilitäts-Stress-Konzept, das zunächst für schizophrene Störungen entwickelt wurde. Vulnerabilität und Stress werden als zentrale, sich ergänzende krankheitsverursachende Faktoren aufgefasst. Vulnerabilität meint dabei die angeborene oder erworbene Anfälligkeit (Disposition) für eine bestimmte Krankheit. Erst durch zusätzliche Stressoren wie individuelle Belastungen, kritische Ereignisse, psychosoziale Konflikte oder biologische Belastungen kommt es zur tatsächlichen Erkrankung [vgl. Gaebel und Müller-Spahn, 2002]. Personen mit einer ausgeprägten Disposition neigen beim Auftreten derartiger Konflikte leichter zu Fehlanpassungen und schließlich zur psychischen Dekompensation.

Nach dem Erstauftreten eines psychischen Problems entscheiden weitere Faktoren darüber, ob daraus eine dauerhafte Störung wird. Falsche Reaktionen des Betroffenen oder der Umwelt oder anhaltende Belastungen verhindern, dass die Beschwerden rasch abklingen und machen das Problem chronisch. Diese Variablen fasst man als aufrechterhaltende Bedingungen zusammen. Gemeinsam mit Vulnerabilität (Prädisposition) und auslösenden Bedingungen (Stress) machen sie die drei ätiologischen Faktoren aus, die bei der Entstehung einer jeden psychischen Störung berücksichtigt werden müssen [Margraf, 2000]. Die bisher vorliegenden empirischen Befunde zur Ätiologie pathologischen Spielens können vor dem Hintergrund dieser Ausführungen in ein Gesamtkonzept integriert werden, das in Tabelle 6 und Abbildung 3 schematisch dargestellt wird.

Tab. 6. Ursachen für die Entwicklung des pathologischen Glücksspiels

Erhöhte Vulnerabilität	Resultiert aus genetischer Disposition und/oder negativer frühkindlicher Entwicklung
Biologische Fehlfunktionen im Gehirn	Neurochemische Veränderungen
Persönlichkeitsspezifische Bedürfnisstruktur	Spielverhalten als Reaktion auf psychosoziale Konflikte ◆ häufige Selbstwertproblematik (Selbstwertsteigerung durch positive Spielerlebnisse, Ausgleich erlebter Frustrationen im Alltag) ◆ häufig Bindungs- und Beziehungsstörungen
Defizitäre Konfliktbewältigungsstrategien	◆ Fehlende Handlungsalternativen ◆ Spielverhalten als Ersatzhandlung im Sinne eines missglückten Problemlösekonzeptes
Exzessives Spielen	Meist temporär in Abhängigkeit von der aktuellen Schwere der zugrunde liegenden psychischen Erkrankung; Ausdruck bzw. Folge einer anderen psychischen Störung, z.B. einer ◆ Manie ◆ Persönlichkeitsstörung, z.B. antisozial, narzisstisch ◆ organische Erkrankungen des Gehirns (z.B. Zustand nach Schädel-Hirn-Verletzung, Epilepsien) ◆ zusätzlichen Abhängigkeitserkrankung (Alkohol, Drogen)

In das in Abbildung 3 dargestellte Rahmenmodell wurden nur empirisch abgesicherte Variablen aufgenommen. Faktoren, die zwar diskutiert, aber nicht oder nicht eindeutig belegt werden konnten, wurden nicht berücksichtigt. Aus diesem Grund ist etwa das Persönlichkeitsmerkmal «Sensation Seeking», die ständige Suche nach Nervenkitzel, nicht darin enthalten – die Befunde dazu sind weitgehend negativ. Im Einzelnen wurde die folgende Literatur eingearbeitet:

- Hintergrund/Rahmenbedingungen: Lester, 1994; Volberg, 1994; Govoni et al., 1998; Campbell und Lester, 1999; Koran, 1999; Ladouceur et al., 1999; Room et al., 1999.
- Prädispositionen/Vulnerabilität:

  Genetik: Gambino et al., 1993; Eisen et al., 1998; Winters und Rich, 1998.

  Neurobiologische Faktoren: Roy et al., 1988; Carrasco et al., 1994; Schreiber, 1994; Blanco et al., 1996; Comings et al., 1996; Decaria, 1996; Nordin und Eklundh, 1996; Bergh et al., 1997; Blum et al., 1995; Nordin und Eklundh, 1998; Hollander und Rosen, 2000.

  Persönlichkeit: Russner, 1989; Blaszczynski und McConaghy, 1994; Carlton und Manowitz, 1994; Carroll und Huxley, 1994; McCormick, 1994; Brengelmann, 1995; Castellani und Rugle, 1995; Lumley und Robin, 1995; Sharpe et al., 1995; Specker et al., 1995; Blaszczynski et al., 1997; Crockford und el-Guebaly, 1998; Hand und von Schinckel, 1998; Steel und Blaszczynski, 1998; Blaszczynski, 1999; Breen und Zuckerman, 1999; Hollander und Rosen, 2000.

  Bewältigungstile und kognitive Variablen: Carroll und Huxley, 1994; Griffiths, 1994; McCormick, 1994; Chiu, 1997; Toneatto et al., 1997; Bensel, 1998; Kweitel und Allen, 1998; Ladouceur et al., 1998; Breen und Zuckerman, 1999; Moore und Ohtsuka, 1999; Toneatto, 1999.

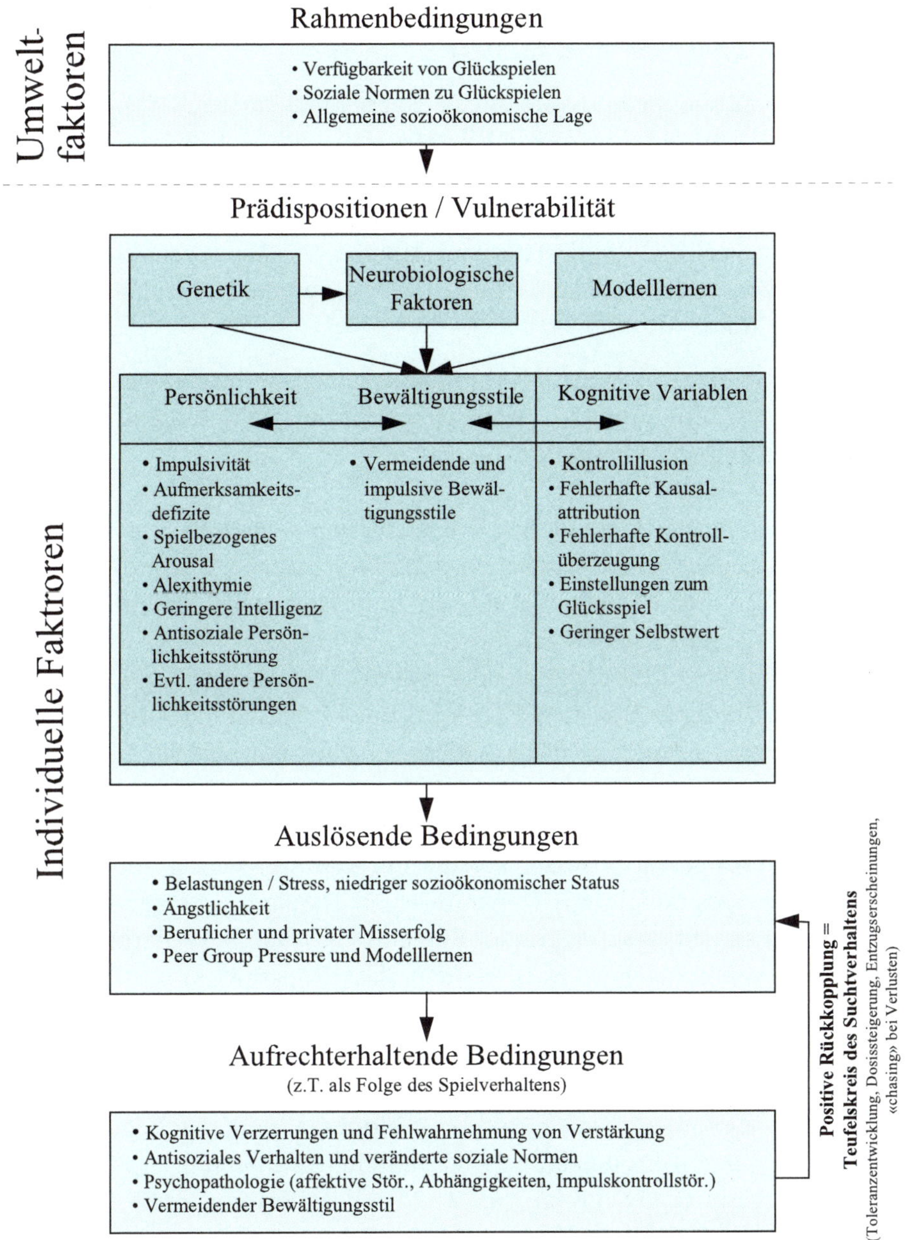

Abb. 3. Heuristisches Rahmenmodell zur Entstehung und Aufrechterhaltung pathologischen Spielens.

- Auslösende Bedingungen: Taber et al., 1987; Walters, 1994; Henry, 1996; Coman et al., 1997.
- Aufrechterhaltende Bedingungen: Sharpe und Tarrier, 1993; Carroll und Huxley, 1994; Blaszczynski und McConaghy, 1994; Griffiths, 1994; McCormick, 1994; Chiu, 1997; Toneatto et al., 1997; Crockford und el-Guebaly, 1998; Steel und Blaszczynski, 1998; Kweitel und Allen, 1998; Ladouceur et al., 1998; Breen und Zuckerman, 1999; Moore und Ohtsuka, 1999; Toneatto, 1999.

Zwei besonders wichtige, in Abbildung 3 dargestellte Dimensionen des ätiologischen Geschehens betreffen neurobiologische und kognitive Variablen.

Neurobiologische Grundlagen von süchtigem Verhalten

Die Frage nach einer möglichen neurobiologischen Entsprechung süchtigen Verhaltens wurde am umfassendsten bei alkoholabhängigen Patienten untersucht.

Dopamin. Im Mittelpunkt stand dabei das so genannte dopaminerge Belohnungssystem. Hier wird eine «Überaktivität» dopaminerger Rezeptoren, insbesondere von $Dopamin_1$-Rezeptoren vermutet. Dies führt zu einer erhöhten Dopaminkonzentration, was die Stimmung steigert und eine entscheidende Rolle bei motivationalen Prozessen spielen soll. Daraus resultiert die Behandlungsstrategie mit $Dopamin_1$- und $Dopamin_2$-Antagonisten, z.B. dem Neuroleptikum Flupentixol. Auch tierexperimentell konnte nachgewiesen werden, dass Dopamin-Antagonisten die belohnende Wirkung von Alkohol blockieren [Hunt, 1993].

Serotonin. In enger funktioneller Wirkung mit dem dopaminergen Belohnungssystem stehen serotonerge Nervenzellen. Diese hemmen die dopaminerg vermittelten Belohnungsprozesse [Überblick in Schmidt et al., 1995]. Dies führte zu der Hypothese, dass süchtiges Verhalten Ausdruck einer Störung der Impulskontrolle sei, die auf eine erniedrigte Serotoninaktivität zurückzuführen wäre und durch serotonerg aktivierende Substanzen wie z.B. Serotonin-Wiederaufnahmehemmer (eine neue Gruppe von Antidepressiva) gebessert werden könnte.

Opioide. Auch das endogene Opioidsystem spielt eine wichtige Rolle bei motivationalen Vorgängen bzw. Belohnungsprozessen im Gehirn. So wird vermutet, dass Alkohol eine Aktivierung dieses Systems auslöst und der Einsatz von Opioidantagonisten wie z.B. Naltrexon zur Reduzierung der Trinkmenge bzw. der Förderung der Abstinenz beitragen könnte.

Darüber hinaus wurden im Zusammenhang mit dem starken Wunsch bzw. Zwang, Alkohol oder Drogen zu konsumieren (Craving) eine Reihe weiterer Neurotransmitterhypothesen formuliert wie z.B. Dysfunktionen des Glutamat- und des GABA-Systems [vgl. Schmidt et al., 1995].

Bei der Entwicklung süchtigen Verhaltens kommen also verschiedene neurobiologische Mechanismen in Frage, die je nach individueller Disposition mehr das eine oder das andere System betreffen. Dabei scheinen bei der Spielsucht ähnliche Systeme wie bei der Alkoholabhängigkeit betroffen zu sein (Tab. 7).

Typisches Denken bei Spielsüchtigen

Die biologischen Variablen interagieren mit Denk- und Wahrnehmungsauffälligkeiten (kognitiven Auffälligkeiten), die inzwischen bei Spielsüchtigen gut dokumentiert wurden. So haben pathologische Spieler ein fehlerhaftes Verständnis des Zufallskonzeptes: Sie versuchen, Ereignisse vorherzusagen und zu kontrollieren, die in Wirklichkeit sowohl unvorhersagbar als auch unkontrollierbar sind. Sie sind überzeugt, den Spielverlauf kontrollieren zu können («Kontrollillusion»), was sie dazu motiviert, «todsichere» Gewinnstrategien zu verfolgen. Glücksspiel basiert jedoch auf der Tatsache, dass die einzelnen Spiele komplett unabhängig voneinander und damit unvorhersagbar sind. Auch wenn beim Roulette zehnmal hintereinander rot kommt, bleibt die Wahrscheinlichkeit, dass beim nächsten Mal

Tab. 7. Neurobiologische Hypothesen zur Entstehung der Spielsucht

Biologisches System	Biologische Funktion	Datenlage
Genetische Disposition	erhöhte oder erniedrigte Vulnerabilität	vermutet, aber nicht schlüssig nachgewiesen; Ergebnisse der Zwillingsforschung weisen darauf hin, dass pathologisches Spielen und Alkoholabhängigkeit häufig zusammen auftreten
Aktivierung des körpereigenen Opioidsystems	endogenes «Belohnungssystem»	zum Teil nachgewiesen
Dysfunktion des Serotoninsystems	wichtiger Neurotransmitter für Affektregulation und Impulskontrolle	zum Teil nachgewiesen
Dysfunktion des Dopaminsystems	endogenes «Belohnungssystem»	zum Teil nachgewiesen
Dysfunktion des Noradrenalinsystems	wichtiger Neurotransmitter für Steuerung der Erregung, der Affekte und der Wachheit	zum Teil nachgewiesen
Erniedrigte Aktivität der Monoaminoxidase	wichtiges Enzym für dem Abbau biogener Amine wie Serotonin, Noradrenalin, Dopamin	zum Teil nachgewiesen

Vgl. Slutske et al. [2000]; Schreiber [1994]; Bergh et al. [1997]; Blanco et al. [1996].

Spiel schwarz kommt, bei genau 50%. Pathologische Spieler zeigen typische, abergläubische Verhaltensweisen und Einstellungen. Sie halten beim Spielen beispielsweise einen Talisman in der Hand oder spielen immer an derselben Maschine oder am selben Tisch.

Inzwischen wurden bei pathologischen Spielern eine Vielzahl von so genannten Fehlannahmen und falschen Interpretationen empirisch nachgewiesen [Kategorisierung bei Toneatto, 1999]. Dazu zählen die Kontrollüberzeugung bzw. -illusion, die Überschätzung der eigenen Spielfähigkeiten, die Unterschätzung der Spielfertigkeiten anderer, Anthropomorphismen (der Spielautomat wird behandelt, als sei er ein lebendiges Wesen), illusorische Korrelationen (die Wahrnehmung vermeintlicher Zusammenhänge), selektive Wahrnehmung und selektives Gedächtnis [Carroll und Huxley, 1994; Griffiths, 1994; Toneatto et al., 1997; Kweitel und Allen, 1998; Ladouceur et al., 1998; Breen und Zuckerman, 1999; Moore und Ohtsuka, 1999; Toneatto, 1999]. Kontrollillusion und interne Kontrollüberzeugungen sind für die Vorhersage von Spielhäufigkeit und Problemspielen statistisch besonders relevant [Moore und Ohtsuka, 1999].

Insgesamt kann trotz vorhandener Forschungslücken bereits von einem guten Verständnis der wesentlichen Entstehungsbedingungen des pathologischen Spielens ausgegangen werden. Damit liegt eine ausreichende Basis für Prävention und Therapie vor, wie weiter unten ausgeführt wird.

2.5 Verlauf und Prognose: Wie entwickelt sich eine Spielsucht weiter?

Am Anfang entwickelt sich die Störung meist eher schleichend, bei Männern beginnt sie in der Regel im frühen Erwachsenenalter, bei Frauen etwas später [DSM-IV; APA, 1996]. Tabelle 8 veranschaulicht den Verlauf einer Spielerkarriere.

In manchen Fällen kommt es aber auch bereits bei der ersten Wette zu einem Ausbruch der Störung. Die beobachteten Verlaufsformen variieren erheblich. Es kann auch vorkommen, dass jemand jahrelang unauffällig spielt, bevor wegen einer besonderen Belastung oder einfach durch häufigeres Spielen eine pathologische Entwicklung beginnt. Das pathologische Spielverhalten kann vorübergehend (episodisch) oder dauerhaft sein,

Tab. 8. Verlauf einer Spielerkarriere

Stadium	Charakteristika
Positives Anfangsstadium	◆ erste positive Kontakte zum Glücksspiel ◆ Gewinne können zur stärkeren Bindung an das Glücksspiel führen ◆ Ausgleich von Verlusten ◆ eher risikoarmes Spielverhalten ◆ euphorische Gefühle («Kick») durch den Reiz der Ungewissheit nach dem Einsatz ◆ Einsatz von Geld führt zur zusätzlichen Erregungssteigerung ◆ Glücksspielen ist auf die Freizeit beschränkt
Kritisches Gewöhnungsstadium	◆ Steigerung der Spielintensität ◆ Wahl risikoreicherer Spielvarianten ◆ Steigerung der Einsätze, um gewünschte stimulierende Wirkung zu erzielen ◆ Selbstwert steigernde, durch verzerrte Wahrnehmung vermittelte Gefühlssteuerung ◆ psychotrope Wirkungen des Spielens (Aufputschmittel, Kompensation psychischer und/oder sozialer Konflikte) Spielen wird zum Lebensmittelpunkt ◆ Verluste übersteigen Gewinne ◆ «Aufholjagden», um erlittene Verluste auszugleichen (Folge: Verschuldung) ◆ zunehmende kognitive Verzerrungen (Kontrollillusion, fehlerhafte Kausalattribution von Gewinn und Verlust) ◆ zunehmende Verleugnungs- und Bagatellisierungstendenzen bezüglich des problematischen Spielens ◆ Überschätzung der eigenen Spielstrategien («beat the system») ◆ beginnende soziale Destabilisierung ◆ reduzierte Kontrolle über das Spielverhalten
Stadium der manifesten Spielsucht (keine in sich homogene Gruppe)	◆ Kontrollverlust ◆ Abstinenzunfähigkeit ◆ exzessives Spielen bis zum völligen Geldverlust

- zunehmende Verschuldung führt zu vielfältigen, auch illegalen Methoden der Geldbeschaffung
- Persönlichkeitsveränderungen (Selbstverachtung, Stimmungslabilität, leichte Reizbarkeit, Zunahme von Selbstrechtfertigungen bei illegalen Verhaltensweisen)
- sozialer Abstieg (familiäre Zerrüttung, Verschuldung, Straffälligkeit, Arbeitsplatzverlust)

Modifiziert nach Meyer und Bachmann [1993], Lesieur [1979] und Petry [1996] in Anlehnung an Jellineks [1960] Phaseneinteilung des Alkoholismus.

aber der Verlauf ist in der Regel chronisch. Eine charakteristische Form von Toleranzentwicklung kann im Anstieg der Spielhäufigkeit, in der Erhöhung der Spieleinsätze, der zunehmenden Besessenheit vom Glücksspiel und wachsenden Bemühungen um Geldbeschaffung gesehen werden [APA, 1994]. Zusätzliche Belastungen, Depressionen oder andere psychische Störungen führen in der Regel zu einer Steigerung des pathologischen Spielens [Taber et al., 1987].

Eine familiäre Häufung des pathologischen Spielens [Volberg und Steadman, 1988; Gambino et al., 1993; Eisen et al., 1998] ist ebenso beschrieben worden wie ein Zusammenhang mit Alkoholabhängigkeit, Drogengebrauch und Straffälligkeit [Rosenthal und Lesieur, 1996; Meyer et al., 1998; Ladouceur et al., 1999; Meyer und Stadler, 1999; Slutske et al., 2000]. Generell ist die Komorbidität mit anderen psychischen Störungen stark ausgeprägt, wobei neben der genannten Substanzabhängigkeit vor allem affektive, Angst- und Persönlichkeitsstörungen gefunden wurden [Gambino et al., 1993; Blaszczynski, 1994; Blaszczynski und McConaghy, 1994; Becona et al., 1996; Black und Moyer, 1998; Blaszczynski und Steel, 1998; Crockford und el-Guebaly, 1998; Cunningham-Williams et al., 1998; Spunt et al., 1998].

Tab. 9. Mögliche Folgen pathologischen Glücksspiels

Psychisch	Persönlichkeitsveränderungen mit Stimmungslabilität und Antriebsstörungen, leichter Irritierbarkeit, Störungen der Aufmerksamkeit und Konzentrationsfähigkeit
	Erhöhte Suizid- und Suizidversuchsrate
	Eingeschränktes Durchhaltevermögen
	Erhöhtes Auftreten von Substanzmissbrauch oder -abhängigkeit (kann auch bereits vorliegen)
Sozial	Verschuldung (bis zum wirtschaftlichen Ruin)
	Arbeitsplatzverlust
	Beziehungsprobleme, Scheidung, soziale Vereinsamung
Volkswirtschaftliche Kosten/Gesundheitssystem	Ausfall der Produktivität Therapiekosten
Strafrechtliche und kriminologische Aspekte (meist in Zusammenhang mit bestimmten Persönlichkeitsmerkmalen)	Häufigere Delinquenz (v.a. bei antisozialer Persönlichkeitsstörung) ◆ Vermögens- und Eigentumsdelikte (gewaltfrei und mit Gewalt)
	Schuldfähigkeit als juristisch-psychiatrische Fragestellung
Somatisch	Erhöhte Anfälligkeit für stressbedingte Erkrankungen (z.B. Bluthochdruck, Migräne, Magengeschwüre, Kopfschmerzen)
	Körperliche Folgen komorbid vorliegender Abhängigkeitserkrankungen (z.B. Erkrankungen der Leber, der Bauchspeicheldrüse und des Herzmuskels bei Alkoholabhängigkeit)

Komorbide Störungen können pathologisches Spielen einerseits begünstigen bzw. auslösen, andererseits jedoch auch eine Folge des pathologischen Spielens sein. Zusammen mit den negativen sozialen und zwischenmenschlichen Folgen der

Spielsucht bewirken sie eine massive Beeinträchtigung der Lebensqualität der Betroffenen und ihrer Angehörigen. In der Literatur wurden spielbezogene Schulden berichtet, deren Gegenwert in Euro von rund 50 000 [Thompson et al., 1996] bis über 135 000 Euro [Lesieur und Anderson, 1995] reicht. Selbst bei reinen Automatenspielern sind Schulden von 20 000 bis 50 000 Euro keine Seltenheit [Denzer et al., 1995]. Bis zu 60% der pathologischen Spieler begehen Straftaten, um weiterspielen zu können [Rosenthal und Lorenz, 1992; Denzer et al. 1995; Lesieur und Anderson, 1995; Thompson et al., 1996; Meyer et al., 1998]. Auch körperliche Folgen der Spielsucht sind beschrieben worden. Dazu gehören insbesondere Schlafstörungen (Insomnie), Magen-Darm-Probleme, Bluthochdruck, Herzkrankheiten und Kopfschmerzen [Lorenz und Yaffee, 1986].

Die Folgeprobleme (Tab. 9) verstärken wiederum das pathologische Spielen. Ohne professionelle Hilfe kommt es so typischerweise zu einer «Abwärtsspirale», an deren Ende häufig umfassender Kontrollverlust, Depressionen, Alkoholabhängigkeit, Medikamentenmissbrauch und eine deutlich erhöhte Suizidgefahr stehen [Petry und Armentano, 1999]. Zwischen 48% und 70% der Spielsüchtigen erwägen Suizid und 13–24% unternehmen Suizidversuche [Frank et al., 1991; Sullivan, 1994; Denzer et al., 1995; Lesieur und Anderson, 1995; Thompson et al., 1996; Blaszczynski und Farrell, 1998; Pfuhlmann und Schmidtke, 1998]. Die Abhängigen sind damit in einen Teufelskreis geraten, der in der Regel nur mit intensiven Therapiemaßnahmen oder einem völligen Neubeginn aufgebrochen werden kann.

2.6 Therapiestrategien: Was kann man tun?

Mit dem zunehmenden öffentlichen Interesse am Problem der Spielsucht und den steigenden Betroffenenzahlen wächst auch das Interesse an möglichen Behandlungsansätzen. Kostenträger, Gesundheitspolitiker, Patienten und Praktiker fragen immer

Tab. 10. Für die Behandlung pathologischen Spielens vorgeschlagene Verfahren

Therapieverfahren	Randomisierte kontrollierte Wirksamkeitsstudien
Psychodynamische Ansätze	nein
Systemisch-familientherapeutische Ansätze	nein
Hypnose	nein
Transaktionsanalytische Ansätze	nein
Verhaltenstherapeutische und kognitive Ansätze	ja
12-Stufen-Selbsthilfe (GA[1])	nein
Pharmakotherapie	ja
Multimodale stationäre Therapie	nein

[1]GA = Gamblers Anonymous.

häufiger nach der Wirksamkeit der Therapieverfahren. Dabei hat sich gezeigt, dass völlige Abstinenz nicht in jedem Fall das angemessene Therapieziel ist [Petry und Armentano, 1999]. Auch eine Einschränkung des Spielens auf ein akzeptables Niveau («kontrolliertes Spielen») kann sinnvoll sein [Blaszczynski et al., 1991].

Zur Behandlung der Spielsucht werden vor allem psychodynamische, systemisch-familientherapeutische, verhaltenstherapeutische, kognitive, kognitiv-behaviorale, multimodale, pharmakotherapeutische und 12-Stufen-Selbsthilfe-Verfahren vorgeschlagen (vgl. Tab. 10 sowie Lopez-Viets und Miller [1997] und Oakley-Browne et al. [2000]). Bisher liegen keine kontrollierten Wirksamkeitsstudien zu psychodynamischen, systemischen und 12-Stufen-Selbsthilfe-Verfahren vor. Eine aktuelle Analyse aller auffindbaren (publizierten oder unpublizierten) Arbeiten erbrachte lediglich vier randomisierte kontrollierte Wirksamkeitsstudien, allesamt zu psychologischen

Therapieverfahren aus dem Bereich der kognitiven Verhaltenstherapie [Oakley-Browne et al., 2000]. Inzwischen ist eine kleine randomisierte Doppelblindstudie mit Fluvoxamin publiziert worden [Hollander et al., 2000].

Verhaltenstherapeutische und kognitiv-behaviorale Verfahren

Die meisten Arbeiten liegen zu verhaltenstherapeutischen und kognitiven Verfahren sowie deren Kombinationen vor. Obwohl auch hier die Zahl der Studien noch nicht sehr groß ist und viele Untersuchungen mit kleinen Stichproben oder unkontrollierten Designs arbeiteten, weisen diese Arbeiten übereinstimmend auf eine gute Wirksamkeit kognitiv-verhaltenstherapeutischer Methoden hin. In den sechziger und frühen siebziger Jahren wurden zunächst Aversionstherapien untersucht [Barker und Miller, 1966; Koller, 1972; vgl. Blaszczynski und Silove, 1995]. Diese Methode ist jedoch ethisch bedenklich und weniger wirksam als andere behaviorale Verfahren. Für die Desensibilisierung in sensu, bei der die störungsrelevanten Reize systematisch mit Entspannung gekoppelt werden, konnte eine Überlegenheit im direkten Vergleich gezeigt werden, die bis zu neun Jahre anhielt [McConaghy et al., 1983; Blaszczynski et al., 1991; McConaghy et al., 1991]. Bemerkenswert ist, wie intensiv diese Desensibilisierungstherapien durchgeführt wurden: mit 14 Sitzungen pro Woche. Heute erscheinen vor allem multimodale und kognitiv-behaviorale Ansätze, die sowohl am Verhalten als auch an den typischen Denkfehlern der Betroffenen ansetzen, erfolgversprechend. Eine Reihe von Fallberichten und Fallserien zeigte deutliche positive Effekte mit verschiedenen Kombinationen von Verhaltens- bzw. Problemanalyse, kognitiver Umstrukturierung, Reizkonfrontation, Stimuluskontrolle, Problemlösetraining, sozialem Kompetenztraining und Rückfallprävention [Bujold et al., 1994; Blaszczynski und Silove, 1995; Symes und Nicki, 1997; Ladouceur et al., 1998]. Von besonderer Bedeutung sind die kontrollierten Studien von Echeburua et al. [1996] und Sylvain et al. [1997], da sie auf der psychologischen Grundlagenforschung zum pathologischen

Spielen und verwandten Störungen aufbauen und methodischen Mindestanforderungen genügen (randomisierte Zuweisung zu den Therapiebedingungen, Überprüfung der Therapieintegrität, adäquate Erfolgsmessung usw.).

Korrektur von Fehlüberzeugungen. Kernelement der Behandlung war bei Sylvain et al. [1997] die Korrektur der typischen Fehlüberzeugungen der Spieler zum Zufallskonzept. Zusätzlich konnten bei Bedarf Problemlösetraining und soziales Kompetenztraining angewandt werden, bevor jeweils eine explizite Rückfallprävention durchgeführt wurde. Die Therapie dauerte durchschnittlich 16,7 Stunden, die in Form von Einzelsitzungen von je 60–90 Minuten gegeben wurden. Diese Therapie führte zu deutlichen Verbesserungen bei den kognitiven Verzerrungen, bei Spielverhalten, Spieldrang, Geldeinsatz und Kontrollfähigkeit. 71% der behandelten Patienten, aber lediglich 7% der Kontrollpatienten konnten als geheilt angesehen werden. Die Therapieeffekte hielten auch 12 Monate nach Behandlungsende noch an. In einer weiteren Studie zeigte die gleiche Arbeitsgruppe, dass der Therapieerfolg im Wesentlichen auf die kognitive Therapiekomponente zurückzuführen war [Ladouceur et al., 1998].

Reizkonfrontation mit Reaktionsverhinderung. Echeburua et al. [1996] konnten zeigen, dass die bei der Behandlung von Zwangsstörungen etablierte Methode der Reizkonfrontation mit Reaktionsverhinderung auch bei pathologischen Spielern hilfreich ist. Dabei werden die Spieler nach ausführlicher Vorbereitung systematisch mit den individuell auslösenden Situationen konfrontiert («Reizkonfrontation»), ohne dass sie ihre bisherigen stereotypen Reaktionen ausführen dürfen («Reaktionsverhinderung»). Die meisten der damit behandelten Patienten hörten mit dem Spielen auf und hatten daraufhin auch weniger soziale, familiäre und psychische Probleme. Auch in dieser Studie belegte die Nachuntersuchung (12-Monats-Katamnese) die

Dauerhaftigkeit der Ergebnisse. Ganz allgemein zeigen die vorliegenden Katamnesestudien übereinstimmend eine gute Stabilität der Erfolge verhaltenstherapeutischer und kognitiver Maßnahmen auch Jahre nach dem Ende der Therapie.

Selbsthilfe

Selbsthilfeansätze, zum Beispiel der Gamblers Anonymous (GA), scheinen dagegen weniger erfolgreich zu sein. Außerdem muss dabei berücksichtigt werden, dass nur wenige und vielleicht nur besonders motivierte Betroffene überhaupt an dem 12-Stufen-Programm teilnehmen. Die Selbsthilfegruppen der Gamblers Anonymous sind die weltweit populärste Intervention für pathologisches Spielen. Allein in den USA existieren über 1000 Gruppen. Nationale Ableger gibt es auch in Deutschland, der Schweiz und vielen anderen europäischen Ländern. Das Behandlungsprogramm ähnelt dem Ansatz der Anonymen Alkoholiker. Auch wenn Wirksamkeitsuntersuchungen in vielerlei Hinsicht noch zu wünschen übrig lassen, deutet die vorhandene Literatur auf eine geringe Effektivität hin. Retrospektive Berichte zeigen Abbrecherquoten von 70–90% aller GA-Teilnehmer [Lester, 1980; Brown, 1985; Meyer, 1989], weniger als 10% der Besucher werden aktive Mitglieder [Stewart und Brown, 1988]. Vor allem aber gelingt es lediglich 8% der Teilnehmer, mindestens ein Jahr Abstinenz zu erreichen [Brown, 1985]. Zwar steht außer Frage, dass der GA-Ansatz manchen Betroffenen zu dauerhafter Abstinenz verhelfen kann, diese scheinen jedoch nur eine kleine Minderheit aller Fälle auszumachen [Meyer, 1989]. Die Kombination von GA und professioneller Therapie kann die Teilnahme- und Abstinenzquoten gegenüber einem reinen GA-Ansatz erhöhen [Lesieur und Blume, 1991]. Eine Alternative zur klassischen Selbsthilfe stellen Minimalinterventionen mittels professionell erstellter Selbsthilfe-Handbücher dar. In einer australischen Pilotstudie ergaben sich Hinweise auf einen möglichen Nutzen dieses Ansatzes [Dickerson et al., 1990].

Multimodale stationäre Therapie

Die Wirksamkeit multimodaler Ansätze wurde meist im stationären Rahmen getestet. Zufrieden stellende Erfolge im Hinblick auf Befindlichkeit und Spielhäufigkeit bzw. Abstinenz bei 55–64% der Patienten wurden mehrfach berichtet [Russo et al., 1984; Taber et al., 1987; Blackman et al., 1989; Lesieur und Blume, 1991; Petry, 1996]. Angesichts des breiten Spektrums der dabei verwendeten Methoden und deren oft mangelnder Beschreibung ist es jedoch nicht möglich, Aussagen über spezifische Effekte einzelner Therapiebestandteile zu machen. Zudem handelt es sich in allen Fällen um unkontrollierte Studien. Da auch unklar ist, was die teilnehmenden Patienten kennzeichnet, bleibt offen, für wen welche Verfahren indiziert sind. Dennoch deuten die durchgängig positiven Befunde darauf hin, dass professionelle multimodale Behandlungen im stationären Rahmen zu deutlich besseren Ergebnissen führen als reine Selbsthilfe nach dem 12-Stufen-Ansatz.

Psychodynamische Therapie

Der psychodynamische Ansatz der Spielerbehandlung ist zwar vielfach beschrieben, aber kaum evaluiert worden. Es gibt lediglich eine systematische Fallserie von Bergler [1957], der von rund 200 Überweisungen ungefähr 80 Spieler mit psychoanalytischer Einzeltherapie behandelte. Sechzig Patienten blieben in Therapie, von diesen wurden 45 vom Autor als gebessert, aber nur 15 dieser 45 als geheilt angesehen. Angesichts der methodischen Schwächen und des im Verhältnis zum Aufwand (1–1,5 Jahre intensive Einzeltherapie) geringen Heilungserfolges kommt dem psychodynamischen Ansatz keine wesentliche Bedeutung bei der Spielerbehandlung zu. Dies gilt auch für die systemische, gesprächstherapeutische, gestalttherapeutische oder transaktionsanalytische Psychotherapie, solange ihre Wirksamkeit nicht nachgewiesen ist. Angehörigen-, Partner- und Familientherapie scheinen zwar, zumindest als Bestandteil einer umfassenderen Therapiestrategie, sehr plausibel, aber auch hier sind die empirischen Belege noch sehr begrenzt und die Publikationen wenig aussagekräftig [Boyd und Bolen, 1970; Tepperman, 1985; Zion et al., 1991; Heineman, 1992; Johnson und Nora, 1992; Steinberg, 1993].

Pharmakotherapeutische Strategien

Die pharmakotherapeutischen Strategien orientieren sich

- am Schweregrad des süchtigen Verhaltens und
- an bestehenden komorbiden Störungen (vgl. Tab. 4).

Die psychopharmakologische Behandlung der primären Spielsucht, d.h. des pathologischen Spielens ohne klinisch relevante weitere Erkrankungen, folgt im Wesentlichen den unterschiedlichen neurobiologischen Modellvorstellungen zur Pathogenese dieser psychischen Störung. Dabei stehen Fehlfunktionen im Dopaminsystem, im endogenen Opioidsystem sowie im Serotoninsystem im Vordergrund (vgl. Tab. 7).

Für Behandlungen mit Psychopharmaka existieren eine Reihe von Fall- und kleineren Gruppenstudien (bis auf eine Ausnahme nicht doppel-blind), so dass hier weitere Studien mit größeren Stichproben und adäquaten Forschungsdesigns dringend erforderlich sind [Moskowitz, 1980; Hollander et al., 1992; Haller und Hinterhuber, 1994; Crockford und el-Guebaly, 1998; Hollander, 1998; Hollander et al., 1998; Kim, 1998; Quiner et al., 1999; Hollander et al., 2000]. Drei Substanzgruppen haben sich klinisch besonders bewährt:

1. Antidepressiva mit einer Serotonin aktivierenden Wirkung (so genannte Serotonin-Wiederaufnahmehemmer, SSRIs),
2. Neuroleptika, die die dopaminerge Neurotransmission blockieren,
3. Opioidantagonisten wie Naltrexon.

Darüber hinaus wurde über positive Effekte der stimmungsstabilisierenden Substanzen Lithium und Carbamazepin berichtet. In der bislang einzigen Doppel-Blind-Studie wurde eine achtwöchige Fluvoxaminbehandlung in einem Crossover-Design mit einer gleich langen Placebophase verglichen [Hollander et al., 2000]. Bei den zehn männlichen Patienten, die die Studie vollendeten, nahm die Schwere des pathologischen Spielens und des Spieldranges stärker ab. Dieser Effekt trat allerdings nur in der zweiten Phase des Crossover-Designs auf. Dies kann eventuell mit einem starken initialen Placeboeffekt in der ersten Studienphase erklärt werden.

Auch wenn die wenigen bisher vorliegenden Befunde ermutigend sind, verfügen wir bislang über keine allgemein anerkannte, spezifische pharmakotherapeutische Behandlung für Spielsucht. Insgesamt scheint es sinnvoll, die Pharmakotherapie sowie deren mögliche Kombination mit verhaltenstherapeutischen Verfahren genauer zu untersuchen.

Zusammengefasst zeigt die vorhandene Literatur jedoch bei allen Mängeln, dass pathologisches Spielen mit gutem Erfolg behandelt werden kann, wenn die richtigen Maßnahmen angewandt werden. Dabei liegen die überzeugendsten Belege für kognitiv-verhaltenstherapeutische und pharmakotherapeutische Methoden vor. Die Kombinationsmöglichkeiten dieser beiden Behandlungsansätze sind dagegen noch weitgehend ungeklärt.

2.7 Prävention, Früherkennung und erste Hilfe

Neben dem klassischen kurativen Ansatz werden in den letzten Jahren vermehrt die Möglichkeiten der Prävention und des Public-Health-Ansatzes diskutiert. Public-Health-Maßnahmen beziehen sich typischerweise auf ganze Bevölkerungsgruppen statt auf Einzelpersonen und betonen Prävention vor Kuration [Kirch und Margraf, 1995]. Der Begriff «Prävention» wird dabei unterschiedlich verwendet. Daher werden im Folgenden zunächst die wichtigsten Begriffe definiert [vgl. Junge et al., 2002].

Primäre, sekundäre und tertiäre Prävention

Eine klassische Einteilung von Maßnahmen zur Verbesserung des Gesundheitszustandes von Populationen stammt von Caplan [1964]. Dieser unterschied primäre, sekundäre und tertiäre Prävention.

Primäre Prävention betrifft die eigentliche Vorbeugung von Störungen oder Erkrankungen, noch bevor diese überhaupt aufgetreten sind. Epidemiologisch gesprochen soll die Neuerkrankungsrate (Inzidenz) in umschriebenen Bevölkerungsgruppen gesenkt werden. Primärpräventive Maßnahmen können also nicht auf die Erkrankungen selbst ausgerichtet werden (da diese noch nicht eingetreten sind), sondern setzen an Risikofaktoren oder Risikoverhaltensweisen an, deren Modifikation die Wahrscheinlichkeit, dass es zu einer Störung kommt, reduziert.

Sekundäre Prävention hat zum Ziel, die Häufigkeit (Prävalenz, d.h. den Krankenstand in definierten Populationen während eines bestimmten Zeitraumes) einer bestimmten Störung oder Krankheit zu reduzieren. Heutzutage spricht man hier in der Regel von Behandlung, Therapie oder kurativen Ansätzen, so dass viele Menschen diese Maßnahmen überhaupt nicht mehr mit «Prävention» in Verbindung bringen.

Tertiäre Prävention entspricht im Wesentlichen der Rehabilitation. Ziel ist die möglichst weitgehende Wiederherstellung des körperlichen, psychischen und sozialen Funktionsniveaus von Patienten, nachdem eine Erkrankung oder Störung eingetreten und behandelt worden ist.

Die in der Epidemiologie weit verbreitete Nomenklatur von Caplan [1964] ist für viele Menschen verwirrend. Im Sinne des normalen Sprachgebrauchs ist lediglich primäre Prävention wirklich «Vorbeugung». Der vorbeugende Effekt bei sekundärer und tertiärer Prävention betrifft nur zusätzliche, komorbide Störungen oder die Chronifizierung der Beschwerden. Es wird bei Caplan also nicht klar zwischen Vorbeugung und Behandlung unterschieden.

Universelle, selektive und indizierte Prävention

Eine neuere begriffliche Unterteilung stammt von Gordon [1983]. Sie betrifft ausschließlich Maßnahmen bei Personen, die keine aktuelle gesundheitliche Beeinträchtigung aufweisen und daher auch keine medizinischen Dienste in Anspruch nehmen. Hier geht es also nur um Vorbeugung im engeren Sinne, nicht um Behandlung bei bereits eingetretener Störung oder Erkrankung. Dabei werden universelle, selektive und indizierte Präventionsmaßnahmen unterschieden.

Universelle Prävention kommt einer ganzen Bevölkerung zugute und soll für jeden nützlich oder notwendig sein. Sie ist häufig ohne professionelle Hilfe anwendbar. Beispiele sind gesunde Ernährung oder Zahnhygiene.

Selektive Prävention wird aufgrund eines ungünstigeren Kosten-Nutzen-Verhältnisses nicht universell empfohlen. Stattdessen soll sie nur bei Subgruppen mit erhöhtem Erkrankungsrisiko eingesetzt werden. Ein Beispiel ist die Grippeimpfung bei älteren oder herzkranken Menschen.

Indizierte Prävention richtet sich an einzelne Personen, die aufgrund gesicherter individueller Risikofaktoren (z.B. biologischer oder genetischer Merkmale) besonders gefährdet sind, eine bestimmte Erkrankung zu bekommen. Die dazugehörigen Präventionsmaßnahmen sind meist aufwendiger, so dass sich eine Identifikation der Risikopersonen durch entsprechende Screeningmaßnahmen rechtfertigen lässt. Die indizierte Prävention wird meist im klinischen Bereich durchgeführt. Beispiele sind eine Diät zur Reduktion der Hypercholesterinämie oder die Substitution von Heroin durch Methadon zur Vorbeugung von Beschaffungskriminalität und sekundärer Morbidität bei Drogenabhängigen.

In all diesen Fällen geht es also tatsächlich um vorbeugende Maßnahmen, unterschieden wird lediglich nach den Zielgruppen der Prävention.

Verhaltens- und Verhältnisprävention

Eine dritte und letzte Unterscheidung betrifft diejenige zwischen Verhaltens- und Verhältnisprävention. Hier geht es darum, ob die Präventionsmaßnahmen auf das Individuum oder auf seine Lebenswelt abzielen [vgl. Becker, 1974].

Verhaltensprävention setzt beim Individuum an und versucht, dessen Verhalten so zu beeinflussen, dass es weniger Risiken birgt. Ein Beispiel sind Raucherentwöhnungsmaßnahmen zur Vorbeugung von Herz-Kreislauf-Krankheiten und Krebs.

Verhältnisprävention fokussiert dagegen die Umweltbedingungen und versucht, diese möglichst gesundheitsförderlich zu gestalten. Beispiele sind das Verbot von Tabakwerbung im Fernsehen, die Förderung des Sportunterrichts, ergonomische Schulmöbel etc. Das Individuum soll indirket, nämlich über die Veränderung der Umweltfaktoren, verändert werden. Ein Vorteil dieses Ansatzes ist, dass sich die Individuen den Maßnahmen in der Regel nicht entziehen können (vgl. die obigen Beispiele Tabakwerbung und Schulmöbel).

Beim pathologischen Spielen haben sich präventive Maßnahmen bisher weitgehend auf Verhältnisprävention beschränkt, und zwar in Form von Verboten von als gefährlich angesehenen Spielmöglichkeiten. Dies mag eine Hauptursache dafür sein, warum überzeugende theoretische Modelle zur primären Prävention pathologischen Spielens bislang ebenso fehlen wie hinreichende empirische Wirksamkeitsbelege. So konnten beispielsweise Gaboury und Ladouceur [1993] mit einem Präventionsprogramm zwar den Wissensstand 16-jähriger Schüler zum Thema Spielen erhöhen, dies wirkte sich jedoch nicht auf das Spielverhalten oder die Einstellungen zum Glücksspiel aus, und auch Bewältigungsfertigkeiten konnten nicht dauerhaft beeinflusst werden. Wichtiger als die Vorbeugung bei unauffälligen Personen sind Bemühungen zur Früherkennung von Problemspielern. Diese können dann schneller angemessen betreut bzw. mit Spielsperren von einer weitergehenden Störungsentwicklung abgehalten werden.

In den Niederlanden werden mittlerweile Mitarbeiter von *Holland Casinos* und Spielhallen systematisch darin geschult, Problemspieler frühzeitig zu erkennen [Remmers, 1996]. Wie bei den meisten psychischen Störungen gilt auch bei Impulskontrollstörungen, dass eine frühzeitige Erkennung und ein leichterer Zugang zu sinnvollen Hilfsangeboten wesentliche Elemente einer verbesserten Versorgung sind. Für die Früherkennung wurden spezielle Screening-Instrumente entwickelt und mit Erfolg überprüft (vgl. 2.1). Wichtig sind, insbesondere als erste Hilfe und niederschwelliges Angebot, telefonische Beratungen. Über erste Erfahrungen mit der britischen Telefon-Hotline berichten Griffiths et al. [1999]. Innerhalb von einem Jahr wurden dort 1729 Anrufe entgegengenommen, die zu 51% von den Spielern selbst und zu weiteren 26% von deren Angehörigen stammten. Nach amerikanischen Daten sind die drei häufigsten Probleme bei den Anrufern familiäre Konflikte, Verschuldung und mangelnde Zahlungsfähigkeit [Cuadrado, 1999].

2.8 Rechtliche Aspekte

Neben den psychischen und sozialen Folgen langfristigen pathologischen Glücksspiels spielen strafrechtliche und kriminologische Aspekte eine wichtige Rolle. Glücksspielsucht führt in der Regel zu zunehmender Verschuldung und folglich häufig zur kriminellen Beschaffung von Geld. Viele pathologische Spieler gefährden dabei nicht nur ihre eigene wirtschaftliche Existenz, sondern auch die ihrer Angehörigen. Die Beschaffungskriminalität hängt eng damit zusammen, ob noch andere psychische, insbesondere Persönlichkeitsstörungen vorliegen, vor allem eine antisoziale Persönlichkeitsstörung. Alkoholabhängigkeit, Drogenabhängigkeit oder eine manische Erkrankung stellen weitere hohe Risikofaktoren für die Entwicklung delinquenten Verhaltens dar. Kriminelle Handlungen kommen bei 10–40% der Spielsüchtigen vor, je nach Schwere der Spielsucht, Qualität der sozialen Integration sowie gleichzeitig vorliegenden psychischen Erkrankungen.

Schuldfähigkeit. Forensisch-psychiatrische Gutachter werden häufig mit der Frage konfrontiert, ob bei pathologischen Glücksspielern und komorbiden psychiatrischen Erkrankungen die freie Willensbestimmung eingeschränkt und folglich die Schuldfähigkeit vermindert oder aufgehoben ist. Dies hängt von den oben genannten Begleitfaktoren ab. So kann z.B. die freie Willensbestimmung bei exzessiven Glücksspielern im Rahmen einer manischen Erkrankung stark eingeschränkt sein. Spielsucht an sich bedeutet jedoch nicht notwendigerweise, dass eine Schuld ausschließende, krankhafte seelische Störung vorliegt; entscheidend ist vielmehr, «inwieweit das gesamte Erscheinungsbild des Täters psychische Veränderungen der Persönlichkeit aufweist, die, wenn sie nicht pathologisch bedingt sind, als andere seelische Abartigkeit in ihrem Schweregrad den krankhaften seelischen Störungen gleichwertig sind» [Juristische Rundschau 1989, S. 370; in: Scheil A, 1999].

Neben diesen strafrechtlich relevanten Fragestellungen ergeben sich auch noch eine Reihe zivilrechtlicher Problemkonstellationen, die häufig langfristige juristische Auseinandersetzungen nach sich ziehen.

3 Konsequenzen aus dem Forschungsstand: Das Sozialkonzept der Airport Casino Basel AG

Die konkreten Maßnahmen zur Umsetzung des Sozialkonzeptes wurden aus dem aktuellen Forschungsstand der psychopathologischen Charakteristika und der Entstehungsbedingungen der Spielsucht sowie der uns heute zur Verfügung stehenden präventiven Strategien und Behandlungskonzepte entwickelt.

Dieses Projekt wurde von Anfang an mit einem klaren Zweck entworfen: Ein Spielkasino zu gründen, das von der Gesellschaft in Basel als ein ergänzendes Freizeitangebot betrachtet wird, welches sich außerhalb der Stadtmitte befindet und es uns deshalb ermöglicht, wirksame gesellschaftliche Vorbeugungsmaßnahmen mit optimalen Behandlungsansätzen bei manifesten Problemspielern zu kombinieren.

Von besonderer Bedeutung hinsichtlich der primären Prävention ist die Kombination von Maßnahmen zur Verhaltens- und zur Verhältnisprävention (vgl. 2.7). Die Strategien zur Verhaltensprävention folgen dem Ansatz der selektiven Prävention, d.h. sie werden v.a. bei Gruppen mit überdurchschnittlichem Erkrankungsrisiko eingesetzt. Darüber hinaus werden Maßnahmen zur indizierten Prävention bei Individuen mit gesichertem Risikopotential zur Verfügung gestellt, und es wird eine Verhaltensprävention bei allen Kasinobenutzern angestrebt.

Die Maßnahmen zur Umsetzung des Sozialkonzeptes werden im folgenden Kapitel 4 im Detail vorgestellt. Darüber hinaus werden beispielhafte Arbeitsmaterialien in tabellarischer Form aufgeführt. Weitere Materialien befinden sich im Anhang.

4 Maßnahmen zur Umsetzung des Sozialkonzeptes

4.1 Prävention und Früherkennung von spielsuchtgefährdeten Spielern

Tabelle 11 zeigt die wichtigsten Komponenten der vorgesehenen Präventions- und Therapiemaßnahmen.

Infrastruktur und Lage

Die erste Dimension der Prävention umfasst Infrastruktur und Lage. Durch Ansiedlung an der Peripherie der Stadt Basel sowie die Einbettung in ein Gesamtangebot alternativer Aktivitäten wird im Sinne der Verfügbarkeit ein wesentlicher Beitrag zur Vorbeugung geleistet. Die Anreise zum Gesamtkomplex, die Benutzung vorgelagerter Angebote und die Inanspruchnahme des eigentlichen Spielbetriebs können dabei als Stufenangebot verstanden werden.

Die Entscheidung, das Spielkasino an der Peripherie der Stadt Basel zu errichten, ist aus mehreren Gründen zu begrüßen:

1. Umfragen im Ausland belegen eindrucksvoll, dass die Allgemeinbevölkerung ein Spielkasino am Stadtrand wesentlich leichter akzeptiert als ein zentral gelegenes.
2. Epidemiologische Studien zeigen einen positiven Zusammenhang zwischen der Verfügbarkeit von Glücksspieleinrichtungen und der Häufigkeit pathologischen Spielens. Je leichter Glücksspiel möglich ist, desto häufiger wird gespielt. Dies gilt grundsätzlich auch für ein Spielkasino an der Peripherie. Die Randlage des Kasinobetriebes wirkt sich –

Tab. 11. Prävention und Therapie

Lage und spezielle innere Struktur des Kasinos	Günstige Standortlage an der Peripherie der Stadt Basel Kasino als Teil einer Freizeitanlage (verschiedene Schwellen bis zum eigentlichen Spielbetrieb)
Aufklärung über Risiken und Früherkennung	Informationsbroschüre (siehe Anhang A) Selbstdeklaration/Fragebogen (siehe Anhang A)
Schulung des Kasinopersonals durch die unabhängige Fachkommission	Vermittlung umfassender Kenntnisse über pathologisches Spielen Regelmäßige Weiterbildung Supervision des Personals
Systematische Spielerbeobachtung	Durch geschultes Personal (über Videokameras in den Spielräumen) Stichprobenartige Beobachtung durch die unabhängige Fachkommission
Verfügbarkeitseinschränkungen	Spielsperren (freiwillig, Verweis durch Kasino) und Besuchseinschränkungen (Informationsaustausch mit anderen Kasinobetreibern in der Schweiz) Bildung eines Ausschusses für Glücksspielsucht im Kasino (z.B. zur individuellen Beurteilung der Notwendigkeit und Dauer von Besuchseinschränkungen bzw. Spielsperren)
Beratungs- und Hilfsangebote	Feste Sprechstunden des psychologischen Dienstes im Kasino (angestellt über die Psychiatrische Universitätsklinik Basel) Aufgabenbereiche: ◆ Beratung des Kasinopersonals vor Ort ◆ Beratung hilfesuchender Spieler, Krisenintervention ◆ Forschungskoordination Beratungs- und Therapieangebote in der Psychiatrischen Universitätsklinik Basel
Wissenschaftliche Begleitforschung durch die unabhängige Fachkommission	Aktives Screening (stichprobenartige Befragung im Rahmen wissenschaftlichen Begleitforschung)

im Gegensatz zu einem Standort mitten in der Stadt – suchtpräventiv jedoch günstig aus. Viele süchtige Glücksspieler weisen – wie epidemiologische Untersuchungen bestätigt haben – auch andere Abhängigkeitserkrankungen z.B. von Alkohol und Drogen auf. Ein Kasinobetrieb in der Stadt ist leichter zu erreichen und verführt gefährdete Spieler daher deutlich mehr, ihn auch stark in Anspruch nehmen.

Mit der Integration des Spielkasinos in eine Art Freizeitpark mit einem breiten Angebot von spielunabhängigen Unterhaltungsmöglichkeiten (z.B. Restaurantbesuch, Kunstausstellungen Diskussionsforen, Benefiz-Essen und andere gesellschaftliche Anlässe sowie spielfreie Ruheräume) weichen die Kasinobetreiber von dem üblichen Modell ab, die gesamte Infrastruktur ausschließlich auf das Glücksspielen auszurichten.

Die in dem Kasino vorgesehenen, zahlreichen Beschilderungen («Spielen Sie je nach Ihren Möglichkeiten», «Spielen Sie mit Maß») tragen neben all den anderen Maßnahmen (s.u.) mit dazu bei, gefährdete Spieler über die Risiken des Glücksspiels aufzuklären. Die Wirkung derartiger Schilder sollte jedoch nicht überschätzt werden; viele Studien zur Tabakwerbung zeigen klar, dass auch drastische Hinweise auf gesundheitliche Risiken nur bei einem kleinen Teil der Bevölkerung Verhaltenänderungen auslösen. Dennoch halten wir die Beschilderung als Teil des gesamten Maßnahmenbündels zur Aufklärung über mögliche Risiken für notwendig.

Weitere Informationen zur inneren Struktur des Kasinos und zu den formalisierten administrativen Abläufen finden sich im Handbuch zum Qualitätsmanagement sowie im Sicherheitskonzept der Kasinobetreiber.

Aufklärung über Risiken und Schulung des Kasinopersonals

Die zweite Dimension der Prävention beinhaltet die umfassende Aufklärung des Publikums durch Informationsmaterial (vgl. Anhang A), regelmäßige Öffentlichkeitsveranstaltungen und Hinweise im Kasino sowie die umfassende Schulung des Kasinopersonals (vgl. Anhang B). Ergänzt wird dies durch einen speziellen psychologischen Dienst des Kasinos in Zusammenarbeit mit der Psychiatrischen Universitätsklinik Basel und der unabhängigen Fachkommission zur Überwachung und Durchsetzung des Sozialkonzeptes. Auch diese Maßnahmen stellen ein gestuftes Vorgehen dar, das flexibel auf verschiedene Anforderungen eingeht.

Früherkennung

Die dritte Dimension bildet die Früherkennung. Der derzeitige «Goldstandard» bei der Früherkennung ist eine Kombination von Selbsterklärungs- und Fremdbeurteilungsverfahren. Zur möglichen Selbstdeklaration werden psychometrisch konstruierte und validierte Fragebögen (ein Kurzfragebogen mit minimaler Hemmschwelle und ein ausführlicher Screening-Fragebogen mit größtmöglicher Treffsicherheit) eingesetzt (vgl. 4.6). Niedrigschwellige Möglichkeiten, auf eigene Schwierigkeiten hinzuweisen, fördern die intrinsische Motivation einsichtsfähiger Problemspieler, sich um Hilfe zu bemühen. Bei Personen, die von dieser Möglichkeit Gebrauch machen, kann von einer überdurchschnittlich guten Reaktion auf Hilfsangebote ausgegangen werden. Die Fremdbeurteilung ist dagegen vor allem bei nicht einsichtigen und weniger motivierten Spielsüchtigen wichtig. Sie erfolgt mit maximaler Breitenwirkung durch das dafür eigens geschulte Kasinopersonal sowie stichprobenartig durch den psychologischen Dienst und die unabhängige Fachkommission bzw. ihre Beauftragten (größere Genauigkeit, dafür geringere Breitenwirkung). Dabei werden die modernen technischen Überwachungsmöglichkeiten des Kasinos in vollem Umfang genutzt.

Verfügbarkeitseinschränkungen

In der vierten Dimension der Prävention werden identifizierten Problemspielern Zugangseinschränkungen angeboten bzw. verordnet. Wenn hinreichende flankierende Maßnahmen bestehen, kann nach internationalen Erfahrungen davon ausgegangen werden, dass ein erheblicher Teil der Verfügbarkeitsbeschränkungen selbst beantragt wird (in den Niederlanden z.B. bis zu 60% aller Fälle [Remmers, 1996]). Dies ist psychologisch eine deutlich günstigere Ausgangslage als die zwangsweise Verordnung, die regelmäßig Widerstand hervorruft. Dennoch kann bei uneinsichtigen und stark betroffenen Spielsüchtigen auf Zwangsmaßnahmen nicht verzichtet werden. Insgesamt stellen freiwillige wie angeordnete Verfügbarkeitseinschränkungen zentrale Stufen jedes effektiven Präventionsprogrammes dar. Dabei müssen Besuchseinschränkungen (festgelegte Anzahl von Besuchen pro Zeiteinheit) und die stärkere Form der Spielsperre (absolutes Besuchsverbot für einen festgelegten Zeitraum) exakt an den individuellen Problemfall angepasst werden. Dies ist Aufgabe des vorgesehenen Ausschusses für Glücksspielsucht im Kasino; diesem Ausschuss gehören Vertreter des Kasinomanagements, der psychologische Dienst sowie die unabhängige Fachkommission an.

Beratungs- und Hilfsangebote

Die fünfte Dimension der Prävention schließlich betrifft fachliche Hilfe bei Personen, die bereits Probleme entwickelt haben, bzw. bei deren Angehörigen. Gegebenenfalls kann auch das weitere soziale Umfeld einbezogen werden. Wie bei den anderen Dimensionen ermöglichen wieder niedrigschwellige Hilfen, Beratung und komplette Therapieangebote (ambulant und stationär) ein auf den Einzelfall zugeschnittenes stufenartiges Vorgehen (vgl. 4.4).

Zusammenfassend wird mit dem beschriebenen Präventionsprogramm eine nach derzeitigem Wissensstand optimale Versorgung realisiert. Die unabhängige Fachkommission und der interne Ausschuss für Glücksspielsucht gewährleisten unter anderem, dass neue wissenschaftliche Erkenntnisse in den Alltagsbetrieb der Kasinos Eingang finden. Die enge Verbindung mit der unabhängigen Fachkommission ist eine besondere Stärke des Konzeptes. Durch die wissenschaftliche Begleitforschung wird eine wichtige Rückmeldeschleife eingeführt: Die Erkenntnisse der Begleitforschung ermöglichen die kontinuierliche Evaluation des Programms. Sie erlauben bei Bedarf eine rasche Optimierung und garantieren darüber hinaus eine ständige Weiterentwicklung.

4.2 Aus- und Weiterbildung des Personals

Das Aus- und Weiterbildungskonzept, das als obligates Trainingsprogramm für das gesamte mit dem Vollzug des Sozialkonzeptes betraute Personal zu verstehen ist, umfasst vier Bausteine:
1. Basiswissen zum Problemkreis pathologisches Glücksspiel
2. Frühzeitiges Erkennen gefährdeter Spieler
3. Gesprächsführung
4. Basiswissen zur Therapie und Prävention der Spielsucht

Das Wissen wird in Form von Vorträgen, der Demonstration und Erläuterungen von Fallbeispielen und insbesondere in Form von Rollenspielen in Kleingruppen vermittelt. Ähnliche Strategien haben sich bereits im Ausland bewährt [Remmers, 1996].

Auch die kontinuierliche Fortbildung und Supervision des Kasinopersonals ist ein zentrales Element des gesamten Präventionskonzeptes. Dennoch bleiben auch bestens geschulte Kasinomitarbeiter «klinische» Laien. Deshalb wird zusätzlich ein psychologischer Beratungsdienst zu festen Zeiten (z.B. 4 Stunden täglich) im Kasino eingerichtet. Dieser Beratungsdienst steht sowohl den Hilfe suchenden Spielern, deren Angehörigen als auch dem Kasinopersonal zur Verfügung und ist kontinuierlich in Kontakt mit der unabhängigen Fachkommission, um auftretende Probleme zu erörtern. Diese Stelle wird durch den Kasinobetreiber finanziert. Die Anstellung erfolgt von extern, so dass eine externe Kontrollfunktion ohne Abhängigkeitsverhältnis gegeben ist.

4.3 Erhebung von Daten zur Spielsucht

Die wissenschaftliche Begleitforschung erfüllt vor allem folgende Funktionen:

- Bereitstellung der erforderlichen Datenbasis für die Abschätzung der Entwicklung von problematischem und pathologischem Spielen
- Kontinuierliche Evaluation und Qualitätskontrolle der Maßnahmen des Sozialkonzeptes
- Gegebenenfalls rasche Optimierung der Maßnahmen und Re-Evaluation im Sinne des Public-Health-Ansatzes [Kirch und Margraf, 1995]

Im Einzelnen werden zur Qualitätssicherung der im Sozialkonzept vorgeschlagenen präventiven und Versorgungsmaßnahmen die folgenden Forschungsthemen bearbeitet:

- Überprüfung der vorgesehenen Indikationskriterien für die Hilfsangebote
- Prädiktorforschung: Welche Personen sind besonders gefährdet? Bildung von Subgruppen nach den Kriterien Spielart, Komorbidität, soziale Integration und Funktionalität des Spielverhaltens
- Epidemiologische Forschung: Stichprobenartige Befragung der Kasinobesucher zum Spielverhalten
- Evaluation von Hilfsangeboten und Untersuchungsmethoden
- Überprüfung der Akzeptanz der Maßnahmen des Sozialkonzeptes in der Allgemeinbevölkerung und bei Spielern und Mitarbeitern des Kasinos

Zur Datenerhebung werden etablierte und methodisch überprüfte Verfahren eingesetzt. Bei Bedarf müssen jedoch auch spezielle Untersuchungsverfahren konstruiert werden. Selbstverständlich werden bei der Begleitforschung die relevanten fachlichen, ethischen und datenschutzrechtlichen Richtlinien berücksichtigt. Hinsichtlich der praktischen Umsetzung dieser Richtlinien verfügen die Mitglieder der unabhängigen Fachkommission über umfassende Erfahrungen. Die begleitende systematische Datenerhebung ermöglicht den ständigen Abgleich von Theorie und Praxis. Sie garantiert damit die kontinuierliche Weiterentwicklung und Qualitätssicherung des Sozialkonzeptes.

4.4 Beratungs- und Therapieinstitutionen

Hat eine Spielsuchtkarriere erst einmal begonnen, so ist frühzeitige und gezielte fachliche Hilfe für die Betroffenen, aber auch für ihre Angehörigen und häufig auch das weitere soziale Umfeld entscheidend. Die Versorgungsforschung zeigt jedoch, dass in der Praxis regelmäßig zu viel Zeit vergeht, bis die erforderlichen Maßnahmen eingeleitet werden. Im Durchschnitt dauert es mehrere Jahre, bis überhaupt eine korrekte Diagnose erfolgt. Selbst dann kommt es nicht immer zu einer adäquaten Therapie, so dass in vielen Fällen tragische Verläufe zu beobachten sind, die bei rechtzeitiger Intervention sehr viel positiver verlaufen wären. Wichtig ist auch hier die feine Abstimmung der verschiedenen Interventionsstufen auf den Einzelfall und die jeweilige Krankheitsphase. Zu diesem Zweck müssen aus der Sicht der Betroffenen niedrigschwellige Hilfen mit fachlicher Beratung und komplette Therapieangebote einander ergänzen. Tabelle 12 fasst die wichtigsten Behandlungsziele für jede Krankheitsphase zusammen.

Tab. 12. Krankheitsphasen und Behandlungsziele

Krankheitsphase	Behandlungsziele
Gefährdungsphase (noch nicht manifest süchtig)	Aufklärung über individuelle Gefährdung und therapeutische Bewältigungsmöglichkeiten, gegebenenfalls Behandlungseinleitung
	Aufbau einer therapeutischen Beziehung

Akutphase (Wochen bis Monate)	Aufklärung über Krankheits- und Behandlungskonzepte (totale Abstinenz) Einbeziehung von Angehörigen Verhütung von Selbst- und Fremdgefährdung Geld- und Schuldnerberatung Akuttherapie des süchtigen Verhaltens (Symptomunterdrückung) und komorbider psychischer Störungen (z.B. Alkoholabhängigkeit) Erlernen von Eigenverantwortlichkeit Einleitung rehabilitativer Maßnahmen, berufliche Wiedereingliederung Kontaktaufnahme mit Selbsthilfegruppen («Anonyme Spieler») Klärung strafrechtlicher und kriminologischer Probleme (unter anderem forensische Aspekte)
Postakute Stabilisierungsphase (ca. 3–6Monate)	Stabilisierung der Therapieerfolge Festigung der therapeutischen Beziehung Behebung kognitiver und sozialer Defizite Förderung von Krankheitseinsicht Verstärkte Einbeziehung der Angehörigen in Aufklärung und Behandlung Früherkennung drohender Rückfälle Weiterentwicklung individueller Konfliktbewältigungsstrategien Lösung von familiären Konflikten Kontinuierliches Training sozialer Fertigkeiten, Verbesserung der sozialen Integration Schuldenmanagement Erlernen von Entspannungsverfahren (z.B. Autogenes Training)
Stabile Remissionsphase (Monate bis Jahre)	Aufrechterhaltung der therapeutischen Beziehung Rückfallprophylaxe (Früherkennung drohender Rezidive, Frühintervention) Förderung der sozialen Integration Verbesserung der Lebensqualität

In Anlehnung an Gaebel [2002].

In Tabelle 13 sind die verschiedenen Behandlungsinstitutionen aufgelistet.

Tab. 13. Behandlungsinstitutionen

- Erste Hilfe vor Ort (Kasino)
- Ambulante Beratungs- und Behandlungsstellen (z.B. Psychiatrische Universitätsklinik Basel)
- Praxen niedergelassener Psychiater und Psychologen
- Psychiatrisches Fachkrankenhaus mit Sucht-Fachabteilung (z.B. Psychiatrische Universitätsklinik Basel)
- Selbsthilfegruppen (Vereinigung der «Anonymen Spieler»)

Angesichts der Tatsache, dass verschiedene Institutionen integriert werden müssen, stellt sich die Frage nach deren spezifischen Aufgabengebieten. Dabei ist die Frage der Zuordnung zu ambulanten bzw. stationären Institutionen von besonderer Bedeutung. Sie muss daher zuerst geklärt werden, bevor auf die einzelnen Therapiemaßnahmen genauer eingegangen werden kann. Tabelle 14 fast die Indikationen für eine stationäre Behandlung zusammen.

Tab. 14. Indikationen für eine stationäre Behandlung

- Exzessives Spielverhalten mit zunehmendem Kontrollverlust
- Ausgeprägte psychische Auffälligkeiten (z.B. depressive Störung mit Suizidalität)
- Zusätzliche stoffgebundene und stoffungebundene Abhängigkeitserkrankungen
- Persönlichkeitsstörung mit erheblich verminderter Impulskontrolle

4.4.1 Professionelle Hilfsangebote

Die konkreten Therapiestrategien des vorliegenden Konzeptes wurden auf der Basis der Wirksamkeitsforschung, praktischer Erfahrungen und der örtlichen Rahmenbedingungen erstellt. Grundsätzlich stehen sowohl Einzel- wie auch Gruppentherapieangebote, hoch- wie auch niederschwellige (bzw. intensive und minimale) Interventionen zur Verfügung, um allen Fällen gerecht werden zu können. Tabelle 15 gibt einen kurzen Überblick über die wichtigsten psychosozialen und rehabilitativen Behandlungsstrategien.

Tab. 15. Psychosoziale Behandlung und Rehabilitation

Training sozialer Fertigkeiten	Konversationsfertigkeiten Wohnungssuche Berufliche Rehabilitation Freizeitaktivitäten und Erholung Umgang mit Geld
Kognitive Rehabilitation	Soziale Wahrnehmung, Verbesserung der Gefühlswahrnehmung Verbale Kommunikation Interpersonelles Problemlösen Korrektur verzerrter Informationsverarbeitung (Zufallskonzept, Kausalattribution) Reizkonfrontation
Bewältigungsfertigkeiten und Problemlösetraining	Sensibilisierung für individuelle Reaktionen auf typische Stressoren ◆ Symptomkontrollierende Bewältigungsstrategien ◆ Spezifische Bewältigungsreaktionen ◆ Selbstsicherheitstraining ◆ Allgemeine Problemlösefertigkeiten
Schuldnerberatung	Schuldenregulierung

Modifiziert nach Gaebel [2002].

Basis jeder Therapie ist das genaue Verständnis des Bedingungsgefüges des Problemverhaltens im konkreten Einzelfall. Dieses wird mittels einer ausführlichen Verhaltens- und Problemanalyse erarbeitet. Dabei werden alle relevanten Bedingungen wie Persönlichkeit, Spielertyp, soziale Beziehungen, Lebensereignisse, sozioökonomische Faktoren oder der Bedarf an soziotherapeutischen Maßnahmen wie Hilfe bei Schulden-, Arbeitsplatz- oder Behördenproblemen berücksichtigt.

Kognitiv-behaviorale Interventionen

Kognitiv-behavioralen Verfahren kommt eine besondere Bedeutung zu, da es sich um die einzigen psychotherapeutischen Maßnahmen handelt, die bei der Spielsucht über Wirksamkeitsnachweise in Form kontrollierter und randomisierter Therapiestudien verfügen (vgl. 2.6). Als Begründung der Therapie wird dem Patienten das Konzept des pathologischen Spielens vermittelt. Im Gegensatz zum klassischen Suchtmodell geht dieses Konzept nicht davon aus, dass die Störung vorwiegend biologisch bedingt ist. Damit wird vermieden, dass die Betroffenen ein negativ-destruktives Selbstbild entwickeln, weil sie ihre Störung als unbeeinflussbar ansehen und sich als lebenslänglich krank betrachten. Das Konzept pathologischen Spielens sieht auch nicht völlige Abstinenz als einzig mögliches Therapieziel an, so dass Rückfälle kein Totalversagen sind.

Die Therapie, wie sie etwa in der spezialisierten Verhaltenstherapie-Ambulanz der Psychiatrischen Universitätsklinik Basel durchgeführt wird, beinhaltet dann je nach individueller Problematik die folgenden Einzelverfahren:

- Konkrete Therapiestrategien auf der Basis der Wirksamkeitsforschung und der praktischen Rahmenbedingungen
- Einzel- und Gruppentherapieangebote
- Hoch- und niederschwellige bzw. intensive und minimale Interventionen
- Erarbeitung eines exakten Verständnisses des Bedingungsgefüges des Problemverhaltens im konkreten Einzelfall (Verhaltens- und Problemanalyse)

- Persönlichkeit, Spielertyp, soziale Beziehungen, Lebensereignisse, sozioökonomische Faktoren, Bedarf für soziotherapeutische Maßnahmen
- Vermittlung des Konzepts des pathologischen Spielens (nicht: Klassisches Suchtmodell)

Kognitive Interventionen. Die fundamentalen Fehlvorstellungen zum Zufallskonzept müssen korrigiert werden (Sylvain et al., 1997). Dazu werden vier Ziele verfolgt:

1. Verständnis des Zufallskonzeptes: Jeder Spielzug ist unabhängig von den anderen und das zu erwartende Ergebnis negativ. Eine Strategie zur Kontrolle des Ergebnisses gibt es nicht.
2. Verständnis der falschen Überzeugungen von pathologischen Spielern: Wie trägt die Kontrollillusion zur Aufrechterhaltung des Spielens bei? Welche Schwierigkeiten gibt es bei der Anwendung des Prinzips der Unabhängigkeit von Ereignissen?
3. Bewusstwerden fehlerhafter Wahrnehmungen: Welche Fehlwahrnehmungen dominieren während des Spiels? Was sind adäquate und inadäquate Selbstverbalisierungen während des Spiels?
4. Kognitive Korrektur von Fehlwahrnehmungen mittels Tonbandprotokollen aus vorgestellten Spielsituationen (z.B. «Wenn ich fünfmal hintereinander verloren habe, muss ich einfach beim nächsten Mal gewinnen»).

Problemlösetraining. Viele pathologische Spieler verfügen nicht über ausreichende Problemlösefertigkeiten. Stattdessen setzen sie das Glücksspiel als eine unangemessene Form der Problembewältigung ein. Mit Hilfe eines verhaltenstherapeutischen Problemlösetrainings können zunächst die einschlägigen Fertigkeiten aufgebaut werden. In einem zweiten Schritt werden dann die neu erworbenen Fertigkeiten in praktisch relevanten Lebensbereichen an die Stelle der bisherigen unangemessenen

Bewältigungsversuche gesetzt. Auf diese Weise fallen wesentliche Auslöser für unangemessenes Spielverhalten weg.

Training sozialer Kompetenzen. Manche pathologischen Spieler verfügen nicht über ausreichende soziale Fertigkeiten, um kritischen Situationen zu begegnen. So müssen manche Patienten lernen, sich gegen andere Spieler zu behaupten, die sie bedrängen, immer weiter zu spielen. Mit Hilfe von Rollenspielen und den etablierten Methoden des Trainings sozialer Kompetenz kann hier Abhilfe geschaffen werden.

Reizkonfrontation und Reaktionsverhinderung. Zur Überprüfung der Wirksamkeit der erlernten Konfliktbewältigungsstrategien hat sich das Verfahren der Reizkonfrontation besonders bewährt. Diese kann in vivo erfolgen, z.B. im Kasino, oder in sensu. Für letzteres hat die Psychiatrische Universitätsklinik Basel ein spezielles Verfahren entwickelt, das die Reizkonfrontation im virtuellen Raum mit Hilfe modernster Elektronik ermöglicht (z.B. Simulation einer Glücksspielsituation und Verhinderung unerwünschter Verhaltensweisen durch den Therapeuten in realiter).

Rückfallprävention. Die aktive Rückfallprävention ist ein wesentlicher Bestandteil der meisten verhaltenstherapeutischen Therapieprogramme [Margraf, 2000]. Die Möglichkeit eines Rückfalls muss ebenso diskutiert werden wie die wahrscheinlichen Gründe dafür. Vergangene Rückfälle dienen als Lernmaterial. Hochrisikosituationen (z.B. viel Bargeld in der Tasche, Stress, Einsamkeit, fehlende soziale Aktivitäten) müssen im Einzelfall identifiziert werden. Für jede dieser Risikosituationen müssen gezielte Bewältigungsstrategien eingeübt werden. Falsches Alles-oder-Nichts-Denken bei Rückfällen wird korrigiert. Weder bedeutet ein Rückschlag, dass alles umsonst war («Deichbruchmodell»), noch sollten die Zukunftserwartungen übertrieben positiv sein («Hollywood-Perspektive»).

Pharmakotherapeutische Maßnahmen

Die uns heute zur Verfügung stehenden pharmakotherapeutischen Strategien wurden umfassend im Kapitel 2.6 «Therapiestrategien» dargestellt. Sie orientieren sich am Schweregrad des süchtigen Verhaltens sowie an der Notwendigkeit, andere, gleichzeitig vorliegende psychische Störungen, z.B. weitere Abhängigkeitserkrankungen oder Depressionen, Angststörungen und Manien zu behandeln. Die psychopharmakologische Behandlung der primären Spielsucht, die also nicht Folge einer anderen psychischen Erkrankung ist, folgt im Wesentlichen den unterschiedlichen neurobiologischen Modellvorstellungen zur Entstehung dieser psychischen Störungen. Dabei stehen Dysfunktionen im dopaminergen System, im endogenen Opioidsystem sowie im serotonergen System im Vordergrund. Aufgrund der außerordentlich hohen Rate komorbider Störungen und der massiven Einschränkung der Lebensqualität Spielsüchtiger, erscheint ein individuell abgestimmter Behandlungsplan mit psychotherapeutischen, pharmakologischen sowie sozio- und milieutherapeutischen Verfahren am sinnvollsten.

Auch wenn sich verhaltenstherapeutische Verfahren als besonders wirksam erwiesen haben, darf nicht außer Acht gelassen werden, dass sich derartige Therapiestrategien nicht immer realisieren lassen (z.B. bei fehlender Introspektionsfähigkeit, fehlender Motivation, unzureichender Verfügbarkeit). In diesen Fällen liegt der Behandlungsschwerpunkt eher in der Psychpharmakotherapie.

Schuldnerberatung, Geldmanagement

Spielsucht führt zwangsläufig zur Verschuldung und zu vielfältigen anderen sozialen Problemen (vgl. 2.5). Deshalb sind die Analyse der individuellen finanziellen Situation, das Erlernen neuer Strategien für den Umgang mit Geld sowie ein umfassendes Schuldenmanagement unverzichtbare Elemente der Therapie.

4.4.2 Selbsthilfegruppen

Die Zusammenarbeit mit Selbsthilfegruppen, z.B. durch fachliche Beratung, zählt heute zu den selbstverständlichen Elementen einer sorgfältig geplanten Betreuung Suchtkranker und hat sich sehr bewährt. Das Zwölf-Schritte-Konzept der Selbsthilfegruppen der Anonymen Spieler zur Behandlung der Spielsucht orientiert sich an dem Therapiemodell der Anonymen Alkoholiker [www.anonyme-spieler.org]. Zur Zusammenarbeit mit Selbsthilfegruppen gehört auch, den Selbsthilfegruppen fachliche Informationen zur Verfügung stellen. Die Möglichkeiten von Selbsthilfegruppen sind folgende:

- Informationsaustausch
- Gegenseitige soziale Unterstützung
- Erkenntnis der pathologischen Natur des eigenen Verhaltens
- Vermittlung an professionelle Hilfsangebote
- Gegebenenfalls Einbezug des Partners

4.5 Informationsmaterial zu dem Problem der Spielsucht

Zur Umsetzung des Sozialkonzepts gehört auch, Betroffenen Informationsmaterial zu Risiken und Bewältigungsmöglichkeiten pathologischen Spielens zur Verfügung zu stellen. Zu diesem Zweck wurde eine Informationsbroschüre zusammengestellt, die im Anhang enthalten ist.

4.6 Selbsterhebungsbögen zur Spielsuchtgefährdung

Zur Selbstdeklaration von Problemspielern und Spielsüchtigen werden zwei psychometrisch gut abgesicherte Fragebögen verwendet. Einmal das international am weitesten verbreitete Verfahren, der South Oaks Gambling Screen [SOGS; Lesieur und Blume, 1987, 1993]. Zum anderen als kürzestmögliches Verfahren der nur zwei Fragen umfassende Lie-Bet-Screen von Johnson et al. [1997, 1998]. Beide Verfahren verfügen über eine gute Reliabilität und Validität.

4.6.1 Der Lie-Bet-Screen

Ihre Erfahrungen mit Glücksspielen

Bitte beantworten Sie die folgenden beiden Fragen, indem Sie hinter jeder Frage die jeweils auf Sie zutreffende Antwort ankreuzen.

Haben Sie jemals das Bedürfnis gespürt, um immer mehr Geld zu spielen?	Ja ☐	Nein ☐
Haben Sie jemals gegenüber Menschen, die Ihnen wichtig waren, über das Ausmaß Ihres Spielens lügen müssen?	Ja ☐	Nein ☐

Auswertung

Wenn Sie mindestens eine der beiden Fragen (oder gar beide Fragen) mit «Ja» beantwortet haben, dann sind Sie spielsuchtgefährdet. Sie sollten sich daher umgehend um Hilfe bemühen.

4.6.2 Der South Oaks Gambling Screen (SOGS)[3]

Name: ______________________________

Datum: ______________________________

1. Bitte kreuzen Sie an, an welchen der unten genannten Spielarten Sie in Ihrem Leben teilgenommen haben. Markieren Sie für jede Spielart eine Antwort: «niemals», «weniger als einmal pro Woche» oder «ein bis mehrmals pro Woche».

	niemals	weniger als einmal pro Woche	ein bis mehrmals pro Woche	
a.	☐	☐	☐	Karten spielen um Geld
b.	☐	☐	☐	Pferdewetten, Hunde- oder Tierwetten (vor Ort, über Buchmacher o.Ä.)
c.	☐	☐	☐	Sportwetten
d.	☐	☐	☐	Würfelspiele um Geld
e.	☐	☐	☐	Spiele im Kasino (legal oder illegal)
f.	☐	☐	☐	Lotterie- oder Totospiele
g.	☐	☐	☐	Bingo um Geld
h.	☐	☐	☐	Spiele an der Börse oder auf dem Optionsmarkt
i.	☐	☐	☐	Geldautomatenspiele jeglicher Art
j.	☐	☐	☐	Geschicklichkeitsspiele (z.B. Bowling, Billard, Golf usw.) mit Geldeinsatz
k.	☐	☐	☐	Rubbellotterien oder andere «Papierspiele»
l.	☐	☐	☐	Andere Spielarten, die hier nicht aufgelistet sind
	☐	☐	☐	Bitte benennen: ________________

[3] © South Oaks Foundation, 1992; deutsche Übersetzung Jan. 2000; v. Schinckel und Hand [2000]

2. Welche ist die höchste Summe, mit der Sie jemals an einem Tag gespielt haben?

☐ ich habe nie gespielt
☐ 10 Euro oder weniger
☐ mehr als 10 und bis zu 100 Euro
☐ mehr als 100 und bis zu 1000 Euro
☐ mehr als 1000 10 000 Euro

3. Überprüfen und markieren Sie, welche der folgenden Menschen aus Ihrem Leben ein Spielproblem haben (oder hatten).

☐ Vater
☐ Mutter
☐ Bruder oder Schwester
☐ Großvater/-mutter
☐ Ehe- oder Lebenspartner
☐ meine(e) Kind(er)
☐ andere Verwandte
☐ ein(e) Freund(in)
☐ ein anderer wichtiger Mensch aus meinem Leben

4. Wenn Sie spielen, wie häufig versuchen Sie an einem der nächsten Tage durch erneutes Spielen Geldverluste zurückzugewinnen?

☐ niemals
☐ manchmal (weniger als die Hälfte der Male, bei denen ich Geld verloren habe)
☐ bei Geldverlusten meistens
☐ immer nach Geldverlusten

5. Haben Sie jemals behauptet, dass Sie beim Spielen Geld gewonnen haben, obwohl Sie in Wirklichkeit verloren hatten?

☐ niemals (oder nie gespielt)
☐ ja, weniger als die Hälfte der Male, bei denen ich verloren hatte
☐ ja, meistens

6. Haben Sie den Eindruck, Sie hatten jemals ein Problem mit Geldwetten oder Geldspielen?
   ☐ nein
   ☐ ja, in der Vergangenheit, aber nicht jetzt
   ☐ ja

7. Haben Sie jemals mehr gespielt, als Sie beabsichtigt hatten?
   ☐ ja
   ☐ nein

8. Haben andere Menschen Ihr Wettverhalten kritisiert oder Ihnen gesagt, Sie hätten ein Spielproblem, unabhängig davon, ob Sie dem zustimmten oder nicht?
   ☐ ja
   ☐ nein

9. Haben Sie sich jemals schuldig gefühlt in Bezug auf die Art, wie Sie spielen oder was passiert, wenn Sie spielen?
   ☐ ja
   ☐ nein

10. Hatten Sie jemals den Wunsch, mit dem Spielen oder Wetten aufzuhören, fühlten sich aber gleichzeitig unfähig dazu?
   ☐ ja
   ☐ nein

11. Haben Sie jemals Spielbelege, Lotterietickets, Spielgeld, Schuldscheine oder andere Anzeichen für Wetten oder Spielen vor Ihrem Ehe-/Lebenspartner, Ihren Kindern oder anderen wichtigen Personen aus Ihrem Leben versteckt?
   ☐ ja
   ☐ nein

12. Haben Sie jemals mit Menschen, mit denen Sie zusammenleben, über Ihren Umgang mit Geld gestritten?
   ☐ ja
   ☐ nein

13. Wenn Sie Frage 12 mit «ja» beantwortet haben: War Streit um Geld jemals nachträglich auf Ihr Spielverhalten bezogen?
☐ ja
☐ nein

14. Haben Sie jemals von jemandem Geld geliehen und dieses aufgrund Ihres Spielens nicht zurückbezahlt?
☐ ja
☐ nein

15. Haben Sie jemals während Ihrer Arbeitszeit / während des Schulunterrichtes gefehlt, um zu spielen?
☐ ja
☐ nein

16. Wenn Sie sich Geld geliehen haben zum Spielen oder für die Rückzahlung von Spielschulden, wo oder von wem liehen Sie es? (Überprüfen Sie bei jedem Mal, ob «ja» oder «nein»)

		nein	ja
a.	vom Haushaltsgeld	☐	☐
b.	vom Ehe-/Lebenspartner	☐	☐
c.	von anderen Verwandten (auch angeheiratete)	☐	☐
d.	von Banken oder Kreditinstituten	☐	☐
e.	über Kreditkarten	☐	☐
f.	von «Geldhaien»	☐	☐
g.	vom Verkauf von Aktien, Wertpapieren oder anderen Anlagen	☐	☐
h.	vom Verkauf von persönlichem oder familiärem Vermögen/Eigentum	☐	☐
i.	durch Ausstellung ungedeckter Schecks	☐	☐
j.	ich habe (hatte) einen Kredit bei einem Buchmacher	☐	☐
k.	ich habe (hatte) einen Kredit bei einem Kasino	☐	☐

South Oaks Gambling Screen: Auswertung

Der SOGS-Gesamtwert ist definiert als Summe aller Items, die in Richtung «riskantes Spielverhalten» beantwortet wurden. Bei den einzelnen Fragen sind folgende Antworten jeweils mit einem Punkt zu werten:

Fragen 1, 2, 3: werden nicht mitberechnet

- Frage 4: bei Geldverlusten meistens oder immer nach Geldverlusten
- Frage 5: ja, weniger als die Hälfte der Male, bei denen ich verloren hatte
  ja, meistens
- Frage 6: ja, in der Vergangenheit, aber nicht jetzt oder
  ja
- Frage 7: ja
- Frage 8: ja
- Frage 9: ja
- Frage 10: ja
- Frage 11: ja

Frage 12: wird nicht mitberechnet

- Frage 13: ja
- Frage 14: ja
- Frage 15: ja
- Frage 16a: ja
- Frage 16b: ja

Frage 16c: ja

Frage 16d: ja

Frage 16e: ja

Frage 16f: ja

Frage 16g: ja

Frage 16h: ja

Frage 16i: ja

Frage 16j, k werden nicht mitberechnet

☐ **Gesamt** (insgesamt gingen 20 Fragen in den SOGS-Gesamtwert ein)

0	=	kein Problem
1 bis 4	=	etwas problematisch
5 und höher	=	wahrscheinlich pathologischer Glücksspieler(in)

5 Schlussfolgerungen und Ausblick

Mit dem vom Gesetzgeber geforderten Sozialkonzept beschreitet die Schweiz in vorbildlicher Weise Neuland innerhalb der Welt des professionellen Glücksspiels.

Aufgabe des Sozialkonzeptes ist es, umfassend über die Risiken des Glücksspiels zu informieren, Maßnahmen zu ergreifen, um gefährdete Spieler vom Spielbetrieb fernzuhalten und diesen eine breite Palette an Beratungs- und Therapiemaßnahmen anzubieten. Dazu wurde ein mehrdimensional abgestuftes Präventionsprogramm entwickelt, das folgende Komponenten umfasst: Informationsbroschüre, Fragebögen zur Selbstdeklaration, stichprobenartige Befragung der Spieler im Rahmen einer wissenschaftlichen Begleitforschung durch eine unabhängige Fachkommission, umfassende Aus- und Weiterbildung sowie Supervision des mit der Umsetzung des Sozialkonzeptes betrauten Kasinopersonals sowie systematische Spielerbeobachtungen.

Im Sinne einer Verhältnisprävention wirken sich darüber hinaus die günstige Standortlage an der Peripherie der Stadt Basel sowie die besondere innere Struktur des Kasinos (Integration des Glücksspielbetriebes in eine Freizeitanlage mit vielfältigen Rückzugsmöglichkeiten, u.a. in Ruhezonen) positiv auf die Umsetzung des Sozialkonzeptes aus.

Letztlich bedingt jedoch eine optimale Umsetzung eines jeden Sozialkonzeptes die Zusammenarbeit aller interessierten Stellen. Im Bereich des pathologischen Spielens, der Schuldnerberatung und der Suchtprävention und -behandlung sind viele Akteure tätig. Viele Maßnahmen entsprechen jedoch einem «reaktiven» Ansatz: Sie treten erst dann in Kraft, wenn bereits ein Problem entstanden ist und zudem der oder die Betroffene die Initiative ergreift und die vorhandenen Angebote aktiv in Anspruch nimmt. Diesem Weg wird nun eine zweite Ebene an die Seite gestellt, bei der es vermehrt auch um «proaktive» Maßnahmen geht, die aktiv an Risikopersonen oder manifeste Problemspieler herangetragen werden. In Abbildung 4 wird eine schematische Darstellung der Kooperation innerhalb und außerhalb des Airport Casinos Basel gegeben.

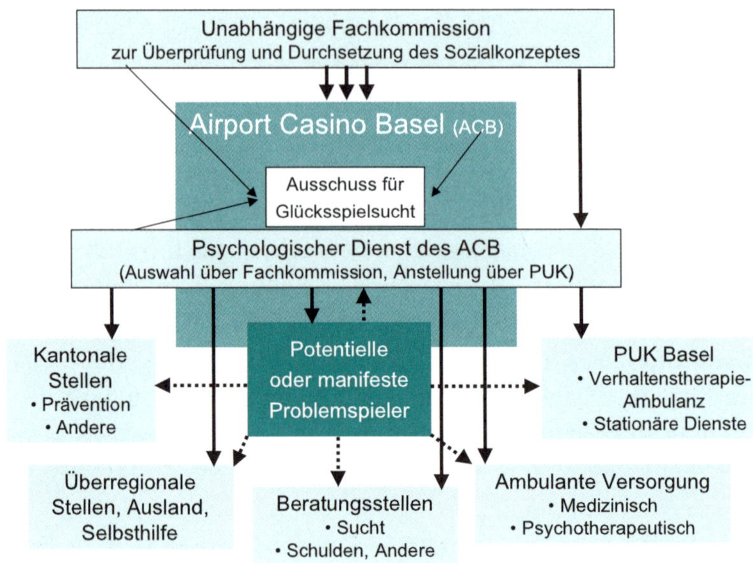

Abb. 4. Kooperationskonzept zum Sozialkonzept des Airport Casinos Basel

Im Zentrum des Konzeptes stehen die manifesten oder potentiellen Problemspieler. Ihnen stehen klassischerweise eine Reihe von Beratungs- und Hilfsangeboten zur Verfügung. Die Angebote in der Region Basel sind in der unteren Hälfte der Abbildung aufgeführt. Die Wege zu ihnen sind mit gestrichelten Pfeilen markiert.

Zusätzlich zu diesem klassischen, reaktiven Weg (Beratung und Hilfe als Reaktion auf eingetretene Probleme; Voraussetzung: Einsicht und Initiative der Betroffenen) sieht das Basler Sozialkonzept aber auch die genannten proaktiven Maßnahmen vor (in der Abbildung mit durchgezogenen Pfeilen markiert). Diese gehen vom eigens dafür eingerichteten psychologischen Dienst des Airport Casinos Basel aus. Der psychologische Dienst kann sich direkt an die Problemspieler wenden, er kann aber auch unmittelbar Kontakt zu den anderen Beratungs- und Hilfsangeboten herstellen. Durch die Art seiner Auswahl und Anstellung sowie durch die Überwachung der Fachkommission wird maximale Unabhängigkeit gewährleistet.

Die enge Zusammenarbeit zwischen dem Kasinobetreiber und der unabhängigen Fachkommission ist eine wesentliche Säule des Sozialkonzeptes. Die von dieser Fachkommission initiierte Begleitforschung soll dazu beitragen, eine nach dem derzeitigen Wissensstand optimale Aufklärung, Früherkennung und Versorgung spielsuchtgefährdeter bzw. spielsüchtiger Personen zu ermöglichen. Gleichzeitig garantiert sie eine kontinuierliche wissenschaftliche Evaluation der getroffenen Maßnahmen und gegebenenfalls deren rasche Optimierung. Damit eröffnet sie neue Perspektiven in der Suchtforschung.

Literatur

APA (American Psychiatric Association): Diagnostic and Statistical Manual of Mental Orders, 3rd ed. Washington DC, APA, 1980.

APA (American Psychiatric Association): Diagnostic and Statistical Manual of Mental Orders, 3rd rev. ed. Washington DC, APA, 1994.

APA (American Psychiatric Association): Diagnostic and Statistical Manual of Mental Orders, 4th ed. Washington DC, APA, 1996.

Barker JC, Miller M: Aversion therapy for compulsive gambling. Lancet 1966;1:491–492.

Becker MD: The Health Belief Model and Personal Health Behavior. Thorofare, NJ, Slack, 1974.

Becona E: Prevalence surveys of problem and pathological gambling in Europe: The cases of Germany, Holland and Spain. J Gambling Studies 1996;12:179–192.

Becona E, Del Carmen-Lorenzo M, Fuentes MJ: Pathological gambling and depression. Psychol Rep 1996;78:635–640.

Bensel W: Zur Selbstwertproblematik bei Glücksspielsüchtigen; in: Füchtenschnieder I, Witt H (Hrsg): Sehnsucht nach dem Glück. Adoleszenz und Glücksspielsucht. Geesthacht, Neuland, 1998, S. 76–86.

Bergh C, Eklund T, Soederstein P, Nordin C: Altered dopamine function in pathological gambling. Psychol Med 1997;27:473–475.

Bergler E: The Psychology of the Gambler. New York, International University Press, 1957.

Black DW, Moyer T: Clinical features and psychiatric comorbidity of subjects with pathological gambling behavior. Psychiatric Services 1998;49: 1434–1439.

Blackman S, Simone RV, Thoms DR: The Gamblers Treatment Clinic of St. Vincent's North Richmond Community Mental Health Center: Characteristics of the clients and outcome of treatment. Int J Addict 1989;24: 29–37.

Blanco C, Orensanz-Munoz L, Blanco JC, Saiz-Ruiz J: Pathological gambling and platelet MAO activity: A psychobiological study. Am J Psychiatry 1996;153:119–121.

Blazczynski A: Overcoming Compulsive Gambling: A Self-Help Guide Using Cognitive-Behavioral Techniques. London, Robinson, 1998.

Blaszczynski A, Farrell E: A case series of 44 completed gambling-related suicides. J Gambling Studies 1998;14:93–109.

Blaszczynski A, Silove D: Cognitive and behavioral therapies for pathological gambling. J Gambling Studies 1995;11:195–220.
Blaszczynski A, Steel Z: Personality disorders among pathological gamblers. J Gambling Studies 1998;14:51–71.
Blaszczynski A, Steel Z, McConaghy N: Impulsivity in pathological gambling: The antisocial impulsivist. Addiction 1997;92:75–87.
Blaszczynski AP, McConaghy N: Anxiety and/or depression in the pathogenesis of pathological gambling. Int J Addictions 1989;24:337–350.
Blaszczynski AP, McConaghy N: Criminal offenses in Gamblers Anonymous and hospital treated pathological gamblers. J Gambling Studies 1994;10: 99–127.
Blaszczynski AP, McConaghy N, Frankova A: Control versus abstinence in the treatment of pathological gambling: A two- to nine-year follow-up. Br J Addiction 1991;86:299–306.
Blum K, Sheridan PJ, Chen TC, Wood RC, Braverman, ER, Cull, JG, Comings DE: The dopamine D2 receptor gene locus in reward deficiency syndrome: Meta-analyses; in Blum K (ed): Handbook of Abusable Drugs. Gardner Press, 1996.
Böning J: Bemerkungen zur Arbeit von H. Sass und C. Wiegand: Glücksspielen als Krankheit? Kritische Bemerkungen zur Inflation der Süchte. Nervenarzt 1991;62:706–707.
Boyd W, Bolen DW: The compulsive gambler and spouse in group psychotherapy. Int J Group Psychother 1970;20:77–90.
Breen RB, Zuckerman M: 'Chasing' in gambling behavior: Personality and cognitive determinants. Personality Individual Differences 1999;27: 1097–1111.
Brengelmann JC: Forschungsperspektiven der Spielerpersönlichkeit; in Schilling F, Haase H, Bönner KH (Hrsg): Spielen an Automaten. Ergebnisse, Analysen, Kontroversen. Egelsbach, Hänsel-Hohenhausen, 1995, S. 129–137.
Brown RIF: The effectiveness of Gamblers Anonymous. Gambling Studies: Proceedings of the Sixth National Conference on Gambling and Risk Tasking: Vol 5: The Phenomenon of Pathological Gambling. Edited by Eadington WR, Reno, University of Nevada, Bureau of Business and Economie Administration, 1985.
Bühringer G, Türk D: Geldspielautomaten: Freizeitvergnügen oder Krankheitsverursacher? Ergebnisse empirischer Studien von 1984–1977. Göttingen, Hogrefe, 2000.
Bujold, A, Ladouceur R, Sylvain C, Boisvert JM: Treatment of pathological gamblers: An experimental study. J Behav Ther Exp Psychiatry 1994;25:275–282.

Campbell F, Lester D: The impact of gambling opportunities on compulsive gambling. J Soc Psychol 1999;139:126–127.
Caplan G: Principles of Preventive Psychiatry. New York, Basic Books, 1964.
Carlton PL, Manowitz P: Factors determining the severity of pathological gambling in males. J Gambling Studies 1994;10:147–157.
Carlton PL, Manowitz P, McBride H, Nora R, Swartzburg M, Goldstein L: Attention deficit disorder and pathological gambling. J Clin Psychiatry 1987;48:487–488.
Carrasco JL, Saiz-Ruiz J, Hollander E, Cesar J, Lopez-Jbor J: Low platelet monoamine oxidase activity in pathological gambling. Acta Psychiatr Scand 1994;90:427–431.
Carroll D, Huxley JA: Cognitive, dispositional, and psychophysiological correlates of dependent slot machine gambling in young people. J Appl Soc Psychol 1994;24:1070–1083.
Castellani B, Rugle L: A comparison of pathological gamblers to alcoholics and cocaine misusers on impulsivity, sensation seeking, and craving. Int J Addictions 1995;30:275–289.
Chiu JW: Predictors of gambling behavior among college students. Dissertation Abstracts International: Section A: Humanities and Social Sciences 1997;58(3-A):0750.
Comings DE, Rosenthal RJ, Lesieur HR, Rugle L, Muhleman D, Chiu C, Gade R: A study of the dopamine D2 receptor gene in pathological gambling. Pharmacogenetics 1996;6:223–234.
Crockford DN, el-Guebaly N: Naltrexone in the treatment of pathological gambling and alcohol dependence. Can J Psychiatry 1998a;43:86.
Crockford DN, el-Guebaly N: Psychiatric comorbidity in pathological gambling: A critical review. Can J Psychiatry 1998b;43:43–50.
Cuadrado M: A comparison of Hispanic and Anglo calls to a gambling help hotline. J Gambling Studies 1999;15:71–81.
Cunningham-Williams RM, Cottler LB, Compton WM, Spitznagel EL: Taking chances: Problem gamblers and mental health disorders: Results from the St. Louis Epidemiologic Catchment Area study. Am J Public Health 1998;88:1093–1096.
DeCaria CM: Serotonergic function and impulsivity in male pathological gamblers. Dissertation Abstracts International: Section B: Sciences Engineering 1996;56(10-B):5822.
Denzer P, Petry J, Baulig T, Volker U: Pathologisches Glücksspiel: Klientel und Beratungs-/Behandlungsangebot; in Deutsche Hauptstelle gegen die Suchtgefahren (Hrsg): Jahrbuch Sucht 96. Geesthacht, Neuland, 1995, S. 279–295.

Diagnostisches und Statistisches Manual Psychischer Störungen DSM-IV: Übersetzt nach der vierten Auflage des Diagnostic and Statistical Manual of Mental Disorders der American Psychiatric Association, dt. Bearb. und Einf. von Sass H, Wittchen HU und Zaudig M. Göttingen, Hogrefe, 1996.

Dickerson MG, Hinchy J, England S: Minimal treatments and problem gamblers: A preliminary investigation. J Gambling Studies 1990;6:87–102.

Echeburua E, Baez C, Fernandez-Montalvo J: Comparative effectiveness of three therapeutic modalities in the psychological treatment of pathological gambling: Long-term outcome. Behav Cog Psychother 1996;24: 51–72.

Eisen SA, Lin N, Lyons MJ, Scherrer JF, Griffith K, True WR, Goldberg J, Tsuang MT: Familial influences on gambling behavior: An analysis of 3,359 twin pairs. Addiction 1998;93:1375–1384.

Frank ML, Lester D, Wexler A: Suicidal behavior among members of Gamblers Anonymous. J Gambling Studies 1991;7:249–254.

Gaboury A, Ladouceur R: Evaluation of a prevention program for pathological gambling among adolescents. J Primary Prevent 1993;14:21–28.

Gaebel W: Leitlinien störungsspezifischer Diagnostik und Therapie; in Gaebel W, Müller-Spahn F (Hrsg): Diagnostik und Therapie psychischer Störungen. Stuttgart, Kohlhammer, 2002.

Gaebel W, Müller-Spahn F (Hrsg): Diagnostik und Therapie psychischer Störungen. Stuttgart, Kohlhammer, 2002

Gambino B, Fitzgerald R, Shaffer HJ, Renner J, Courtage P: Perceived family history of problem gambling and scores on SOGS. J Gambling Studies 1993;9:169–184.

Gambler Anonymous: www.gamblersanonymous.org/

Gmür M: Die Glücksspielsucht – Ursachen, Verbreitung, Behandlung. Drogalkohol 1988;12:75–88.

Gordon RS: An operational classification of disease prevention. Public Health Rep 1983;98:107–109.

Govoni R, Frisch GR, Rupbcich N, Getty H: First year impacts of casino gambling in a community. J Gambling Studies 1998;14:347–358.

Griffiths MD: The role of cognitive bias and skill in fruit machine gambling. Br J Psychol 1994;85:351–369.

Griffiths M, Scarfe A, Bellringer P: The UK national telephone gambling helpline: Results on the first year of operation. J Gambling Studies 1999;15:83–90.

Haller R, Hinterhuber H: Treatment of pathological gambling with carbamazepine. Pharmacopsychiatry 1994;27:129.

Hand I, Kaunisto E: Multimodale Verhaltenstherapie bei problematischem Verhalten in Glücksspielsituationen ('Spielsucht'). Suchtgefahren 1984;30:I-II.
Hand I, von Schinckel J: Pathologisches Glücksspielen: Welche Bedeutung haben Persönlichkeit und Persönlichkeitsstörungen? Persönlichkeitsstörungen Theorie Therapie 1998;3:134–141.
Heineman M: Recovery for Compulsive Gamblers and Their Families: Losing Your Shirt. Minneapolis, CompCare Publishers, 1992.
Henry SL: Pathological gambling: Etiologic considerations and treatment efficacy of eye movement desensitization/reprocessing. Journal Gambling Studies 1996;12:395–405.
Hollander E: Treatment of obsessive-compulsive spectrum disorders with SSRIs. Br J Psychiatry 1998;173 (Suppl 35):7–12.
Hollander E, Rosen J: Impulsivity. J Psychopharmacol 2000;14 (Suppl 1): 39–44.
Hollander E, Frenkel M, DeCaria C, Trubold S, Klein D: Treatment of pathological gambling with clomipramine. Am J Psychiatry 1992;149:710–711.
Hollander E, DeCaria CM, Mari E, Wong CM, Mosovich S, Grossman R, Begaz T: Short-term single-blind fluvoxamine treatment of pathological gambling. Am J Psychiatry 1998;155:1781–1783.
Hollander E, DeCaria CM, Finkell JN, Begaz T, Wong CM, Cartwright CH: A randomized double-blind fluvoxamine/placebo crossover trial in pathological gambling. Biol Psychiatry 2000;47:813–817.
Hunt W: Neuroscience research: How has it contributed to our understanding of alcohol abuse and alcoholism? Alcoholism Clin Exp Res 1993;17: 1055–1065.
Jellinek E: The disease concept of alcoholism. New Haven, Yale University Press, 1960.
Johnson EE, Nora RM: Does spousal participation in Gamblers Anonymous benefit compulsive gamblers? Psychol Rep 1992;71:914.
Johnson EE, Hamer R, Nora RM, Tan B: The Lie/Bet Questionnaire for screening pathological gamblers. Psychol Rep 1997;80:83–88.
Johnson EE, Hamer RM, Nora RM: The Lie/Bet Questionnaire for screening pathological gamblers: A follow up study. Psychol Rep 1998;83: 1219–1224.
Junge J, Neumer S, Manz R, Margraf J: Gesundheit und Optimismus GO. Trainingsprogramm für Jugendliche. Weinheim, Beltz PVU, 2002.
Kallick M, Suits D, Dielman T, Hybels: A Survey of Gambling Attitudes and Behavior. Ann. Arbor, Michigan Institute for Social Research, 1979.
Kim SW: Opioid antagonists in the treatment of impulse-control disorders. J Clin Psychiatry 1998;59:159–164.

Kirch W, Margraf J (Hrsg): Public Health. Sächsischer Forschungsverbund Public Health. Stuttgart, Gustav Fischer, 1995.

Koller KN: Treatment of poker machine addicts by aversion therapy. Med J Aust 1972;1:742–745.

Koran LM: Obsessive-compulsive and related disorders in adults: A comprehensive clinical guide. New York, NY, Cambridge University Press, 1999.

Kraepelin E: Psychiatrie. Ein Lehrbuch für Studierende und Ärzte. 8. vollst. überarb. Aufl. IV Band. Leipzig, Barth, 1915.

Kweitel R, Allen FCL: Cognitive processes associated with gambling behaviour. Psychol Rep 1998;82:147–153.

Ladouceur R: The prevalence of pathological gambling in Canada. J Gambling Studies 1996;12:129–142.

Ladouceur R, Sylvain C, Letarte H, Giroux I, Jacques C: Cognitive treatment of pathological gamblers. Behav Res Therapy 1998;36:1111–1119.

Ladouceur R, Boudreault N, Jacques C, Vitaro F: Pathological gambling and related problems among adolescents. J Clin Adolescent Substance Abuse 1999a;8:55–68.

Ladouceur R, Jacques C, Ferland F, Giroux I: Prevalence of problem gambling: A replication study 7 years later. Can J Psychiatry 1999b;44: 802–804.

Lesieur HR: The compulsive gambler's spiral of options and involvement. Psychiatrie 1979;42:79–87.

Lesieur HR, Anderson C: Results of a survey of Gamblers Anonymous Members in Illinois. Park Ridge, Ill, Illinois Council on Problem and Compulsive Gambling, 1995.

Lesieur HR, Blume SB: The South Oaks Gambling Screen (the SOGS): A new instrument for the identification of pathological gamblers. Am J Psychiatry 1987;144:1184–1188.

Lesieur HR, Blume SB: Evaluation of patients treated for pathological gambling in a combined alcohol, substance abuse, and pathological gambling treatment unit using the Addiction Severity Index. Br J Addiction 1991;86:1017–1028.

Lesieur HR, Blume SB: Revising the South Oaks Gambling Screen in different settings. J Gambling Studies 1993;9:213–223.

Lesieur HR, Blume SB, Zoppa RM: Alcoholism, drug abuse, and gambling. Alcoholism Clin Exp Res 1985;10:33–38.

Lester D: The treatment of compulsive gambling. Int J Addictions 1980;15: 201–206.

Lester D: Access to gambling opportunities and compulsive gambling. Int J Addictions 1994;29:1611–1616.

Linden RD, Pope HG, Jones JM: Pathological gambling and major affective disorder: Preliminary findings. J Clin Psychiatry 1986;47:201–203.
Lopez-Viets VCL, Miller WR: Treatment approaches for pathological gamblers. Clin Psychol Rev 1997;17:689–702.
Lorenz VC, Yaffee RA: Pathological gambling: Psychosomatic, emotional, and marital difficulties as reported by the gambler. J Gambling Behavior 1986;2:40–49.
Lumley MA, Roby KJ: Alexithymia and pathological gambling. Psychother Psychosom 1995;64:201–206.
Margraf, J (Hrsg): Lehrbuch der Verhaltenstherapie, Band 1: Grundlagen, Diagnostik, Verfahren, Rahmenbedingungen. 2. Auflage. Heidelberg, Springer, 2000.
McConaghy N, Armstrong MS, Blaszczynski A, Allcock C: Controlled comparison of aversive therapy and imaginal desensitization in compulsive gambling. Br J Psychiatry 1983;142:366–372.
McConaghy N, Blaszczynski AP, Frankova A: Comparison of imaginal desensitization with other behavioral treatments of pathological gambling: A two- to nine-year follow-up. Br J Psychiatry 1991;159:390–393.
McCormick RA: The importance of coping skill enhancement in the treatment of the pathological gambler. J Gambling Studies 1994;10:77–86.
McCormick RA, Russo AM, Ramirez LF, Taber J: Affective disorders among pathological gamblers seeking treatment. Am J Psychiatry 1984;141: 215–218.
Meyer G: Pathologisches Glücksspiel; in Katholische Sozialethische Arbeitsstelle e.V. (Hrsg): Sogenannte neue Süchte (Heft 4 der Schriftenreihe «Aktuelle Orientierungen: Suchtgefahren»). Hamm, Hoheneck, 1984, S. 29–38.
Meyer G: Glücksspieler in Selbsthilfegruppen – erste Ergebnisse einer empirischen Untersuchung. Suchtgefahren 35:217–234,1989.
Meyer G, Bachmann M: Glücksspiel: Wenn der Traum vom Glück zum Alptraum wird. Berlin: Springer, 1993
Meyer G, Stadler MA: Pathologisches Glücksspiel und Delinquenz – erste Ergebnisse einer empirischen Untersuchung; in Prunnlechner R, Hinterhuber H (Hrsg): Wenn Spielen zur Sucht wird. Innsbruck, Verlag Integrative Psychiatrie, 1999, S. 193–205.
Meyer G, Althoff M, Stadler M: Glücksspiel und Delinquenz. Eine empirische Untersuchung. Frankfurt a.M., Lang, 1998.
Moore SM, Ohtsuka K: Beliefs about control over gambling among young people, and their relation to problem gambling. Psychol Addict Behav 1999;13:339–347.

Moskowitz JA: Lithium and lady luck: Use of lithium carbonate in compulsive gambling. New York State J Med 1980;80:785–788.
Nordin C, Eklundh T: Tapping time of lumbar puncture is longer in pathological male gamblers than in healthy male controls. J Psychiatr Res 1998;32:421–422.
Nordin C, Eklundh T: Lower CSF taurine levels in male pathological gamblers than in healthy controls. Hum Psychopharmacol Clin Exp 1996;11: 401–403.
Oakley-Browne MA, Adams P, Mobberley PM: Interventions for pathological gambling. The Cochrane Database Sept Rev, 2000;2.
Petry J: Psychotherapie der Glücksspielsucht. Weinheim, Psychologie Verlags Union, 1996.
Petry NM, Armentano C: Prevalence, assessment, and treatment of pathological gambling. A review. Psychiatr Serv 1999;50:1021–1027.
Pfuhlmann B, Schmidtke A: Suizidalität als Komplikation pathologischen Glücksspielens. Suizidprophylaxe 1998;25:107–112.
Quiner S, Hesselmann B, Barnas C: Pharmakotherapie des pathologischen Spielens; in Prunnlechner R, Hinterhuber H (Hrsg): Wenn Spielen zur Sucht wird. Innsbruck, Verlag Integrative Psychiatrie, 1999, S. 144–152.
Ramirez LF, McGormick RA, Russo AM, Taber J: Patterns of substance abuse in pathological gamblers undergoing treatment. Addictive Behavior 1984;8:425–428.
Remmers P: Der spezielle präventive Ansatz zum Problemspielen in den Niederlanden. Sucht 1996;42:438–443.
Room R, Turner NE, Ialomiteanu A: Community effects of the opening of the Niagara casino. Addiction 1999;94:1449–1466.
Rosenthal RJ: Pathological gambling and problem gambling: Problems of definition and diagnosis; in Schaffer HJ, Stein AS, Gambino B, Cummings TN (eds): Compulsive Gambling: Theory, Research and Practice. Lanham MD, Lexington Books, 1980, pp 101–125.
Rosenthal RJ, Lesieur HR: Pathological gambling and criminal behavior; in Schlesinger LB (ed): Explorations in criminal psychopathology: Clinical syndromes with forensic implications. Springfield, Charles C Thomas Publisher, 1996, pp 149–169.
Rosenthal RJ, Lorenz VC: The pathological gambler as criminal offender. Clin Forens Psychiatry 1992;15:647–660.
Roy A, Adinoff B, Roehrich L, Lamparski D, Custer R, Lorenz V, Barbaccia M, Guidotti A, Costa E, Linnoila M: Pathological gambling: A psychobiological study. Arch Gen Psychiatry 1988;45:369–373.
Russner HJ: Determinanten pathologischen Glücksspiels. Prax Klin Verhaltensmed Rehabil 1989;2:10–14.

Russo AM, Taber JI, McCormick RA, Ramirez L: An outcome study of an inpatient treatment program for pathological gamblers. Hosp Community Psychiatry 1984;35:823–827.

Scheil A: Strafrechtliche und kriminologische Aspekte der Spielsucht; in Prunnlechner R, Hinterhuber H (Hrsg): Wenn Spielen zur Sucht wird. Innsbruck, Verlag Integrative Psychiatrie, 1999, S. 185–192.

Schmidt L, Dufeu P, Kuhn S, Rommelspacher H: Perspektiven einer Pharmakotherapie der Alkoholabhängigkeit. Nervenarzt 1995;66:323–330.

Schreiber LH: Pathologisches Glücksspielverhalten unter dem Aspekt neurochemischer Erkenntnisse. Sucht 1994;40:359–363.

Shaffer H, Hall M: Estimating the prevalence of adolescent gambling disorders: A quantitative synthesis and guide toward standard gambling nomenclature. J Gambling Studies 1996;12:193–214.

Shaffer H, Hall M, Vander-Bilt J: Estimating the prevalence of disordered gambling behavior in the United States and Canada: A research synthesis. Am J Public Health 1999;89:1369–1376.

Sharpe L, Tarrier N: Towards a cognitive-behavioural theory of problem gambling. Br J Psychiatry 1993;162:407–412.

Sharpe L, Tarrier N, Schotte D, Spence SH: The role of autonomic gambling arousal in problem gambling. Addiction 1995;90:1529–1540.

Slutske WS, Eisen S, True WR, Lyons MJ, Goldberg J, Tsuang M: Common genetic vulnerability for pathological gambling and alcohol dependence in men. Arch Gen Psychiatry 2000;57:666–673.

Specker SM, Carlson GA, Christenson GA, Marcotte M: Impulse control disorders and attention deficit disorder in pathological gamblers. Ann Clin Psychiatry 1995;7:175–179.

Specker SM, Carlson GA, Edmonson KM, Johnson PE, Marcotte M: Psychopathology in pathological gamblers seeking treatment. J Gambling Studies 1996;12:67–81.

Spunt B, Lesieur H, Hunt D, Cahill L: Gambling among methadone patients. Int J Addictions 1995;30:929–962.

Spunt B, Dupont I, Lesieur H, Liberty HJ, Hunt D: Pathological gambling and substance misuse: A review of the literature. Substance Use Misuse 1998;33:2535–2560.

Steel Z, Blaszczynski A: Impulsivity, personality disorders and pathological gambling severity. Addiction 1998;93:895–905.

Steinberg MA: Couples treatment issues for recovering male compulsive gamblers and their partners. J Gambling Studies 1993;9:153–167.

Stewart RM, Brown RIF: An outcome study of Gamblers Anonymous. Br J Psychiatry 1988;152:284–288.

Sullivan S: Why compulsive gamblers are a high suicide risk. Commun Ment Health New Zealand 1994;8:40–47.

Sylvain C, Ladouceur R, Boisvert JM: Cognitive and behavioral treatment of pathological gambling: A controlled study. J Consult Clin Psychol 1997; 65:727–732.

Symes BA, Nicki RM: A preliminary consideration of cue-exposure, response-prevention treatment for pathological gambling behaviour: Two case studies. J Gambling Studies 1997;13:145–157.

Taber JI, McCormick RA, Ramirez LF: The prevalence and impact of major life stressors among pathological gamblers. Int J Addictions 1987;22: 71–79.

Tepperman JH: The effectiveness of short-term group therapy upon the pathological gambler and wife. J Gambling Behavior 1985;1:119–130.

Thompson WN, Gazel R, Rickman D: The social costs of gambling in Wisconsin. Wisconsin Policy Research Institute Report 1996;9:1–44.

Toneatto T: Cognitive psychopathology of problem gambling. Substance Use Misuse 1999;34:1593–1604.

Toneatto T, Blitz-Miller T, Calderwood K, Dragonetti R, Tsanos A: Cognitive distortions in heavy gambling. J Gambling Studies 1997;13:253–366.

Vent P: Spielsucht als Affektregulation. Stuttgart, Klett-Cotta, 1999.

Volberg RA: The prevalence and demographics of pathological gamblers: Implications for public health. Am J Public Health 1994;84:237–241.

Volberg RA: Prevalence studies of problem gambling in the United States. J Gambling Studies 1996;12:111–128.

Volberg RA, Steadman HJ: Refining prevalence estimates of pathological gambling. Am J Psychiatry 1988;145:502–505.

Walters GD: The gambling lifestyle: I. Theory. J Gambling Studies 1994;10: 159–182.

Westphal J, Rush J, Stevens L, Johnson L: Gambling behavior of Louisiana students in grades 6 through 12. Psychiatr Serv 2000;51:96–99.

WHO (Weltgesundheitsorganisation): Internationale Klassifikation psychischer Störungen: ICD-10 Kapitel V(F): Klinisch-diagnostische Leitlinien. Herausgegeben von Dilling H, Mombour W, Schidt MH. Bern, Huber, 1991.

WHO (Weltgesundheitsorganisation): Internationale Klassifikation psychischer Störungen ICD-10. Übersetzt und herausgegeben von Dilling H, Mombour W, Schmidt MH, 2. korr. Aufl. Bern, Huber, 1993.

Winters KC, Rich T: A twin study of adult gambling behavior. J Gambling Studies 1998;14:213–225.

Zimmermann P: Beziehungsgestaltung, Selbstwert und Emotionsregulierung: Glücksspielsucht aus bindungstheoretischer und entwicklungspsychopathologischer Sicht; in Füchtenschnieder I, Witt H (Hrsg): Sehnsucht nach dem Glück. Adoleszenz und Glücksspielsucht. Geesthacht, Neuland, 1998, S. 21–33.

Zion MZ, Tracy E, Abelll N: Examining the relationship between spousal involvement in Gam-Anon and relapse behaviors in pathological gamblers. J Gambling Studies 1991;7:117–131.

Anhang

A Informationsbroschüre

B Materialien für die Aus- und Weiterbildung des Kasinopersonals

Glücksspiele – Risiken und Bewältigungsmöglichkeiten

Ein Leitfaden für Interessierte, Betroffene und Angehörige

F. Müller-Spahn und J. Margraf

Inhaltsverzeichnis

Vorwort

Das Spiel ist eine grundlegende Form menschlicher Tätigkeit. Nicht nur Kinder, sondern auch Menschen in jeder anderen Lebensphase brauchen Spiele, um Spaß und Spannung zu erleben. Spiele können helfen, Fähigkeiten zu trainieren, Wohlbefinden zu erreichen oder Unbehagen auszugleichen. Das gemeinsame Spiel mit Familie, Freunden oder Kollegen erfüllt zudem eine wichtige soziale Funktion. Diese gesunde Form des Spielens nennt man auch soziales Spielen. Wenn es sich um Glücksspiel handelt, findet soziales Spielen typischerweise in einem zeitlich beschränkten Rahmen mit vorher festgelegten annehmbaren Verlusten statt.

Glücksspielen bedeutet für viele eine willkommene Abwechslung im Alltagsleben, Freude und Entspannung. Spielverhalten kann aber vor allem bei Glücksspielen um Geld auch eskalieren, entgleisen und sich verselbständigen. Es kann dann zu einer schweren Störung von Krankheitswert werden. Diese krankhafte Form des Glücksspiels wird auch als Spielsucht bezeichnet. Für Betroffene und Angehörige ist sie mit großem persönlichen Leiden verbunden. So sind hohe Verschuldung, Zerrüttung von Beziehungen und Arbeitsplatzverlust keine Seltenheit bei Menschen, die an Spielsucht leiden. Deshalb ist es notwendig, die Risiken möglichst gering zu halten und bei Problemen rasch wirksame Hilfe anzubieten.

Die Kasinobetreiber sind sich dieser Problematik bewusst und möchten Sie in dieser Broschüre umfassend über die Risiken des Glücksspiels sowie über Beratungs- und Betreuungsangebote informieren.

Wir möchten Sie und Ihre Angehörigen ermuntern, unsere vielfältigen Hilfsangebote zur Eindämmung des Risikos eines unvernünftigen und schädlichen Spielverhaltens zu beachten und bei Bedarf in Anspruch zu nehmen.

Was ist Spielsucht?

Die folgenden Auszüge aus dem Roman «Der Spieler» von Fjodor Dostojewskij veranschaulichen eindrucksvoll die Befindlichkeit und das Erleben bei Spielsucht.

«... Es war ein Viertel elf, als ich das Kurhaus in so fester Hoffnung und zugleich in einer Erregung betrat, wie ich sie nie empfunden hatte. ... Ich war wie im Fieber und schob diesen ganzen Geldhaufen auf Rot. Plötzlich kam ich zur Besinnung. Und nur dieses einzige Mal während des ganzen Abends, während des ganzen Spieles überlief es mich eiskalt vor Schreck, so dass meine Hände und Füße zitterten. Mit Entsetzen empfand und erkannte ich in dem Augenblick, was ein Verlust jetzt für mich bedeuten würde. Mein ganzes Leben stand auf diesem Einsatz. ... Im Übrigen erinnere ich mich nicht mehr, womit sich unterwegs meine Gedanken beschäftigten. Wahrscheinlich empfand ich nur einen unbeschreiblichen Genuss über den Triumph, den Sieg, die Macht, die ich nun besaß, ich weiß nicht, wie ich es nennen soll. ... hatte ich 1700 Gulden gewonnen, und das in weniger als 5 Minuten. In solchen Augenblicken vergisst man alle früheren Misserfolge. Ich hatte es erreicht, indem ich einmal mehr mein Leben riskierte, ich hatte mich tollkühn vermessen und siehe da, ich zählte wieder zu den Menschen ... Morgen, morgen ist alles anders.»

Wie erkenne ich Spielsucht?

Im Gegensatz zum normalen Spiel zeichnet sich krankhaftes Spielen durch einen Kontrollverlust des Spielers, Unaufrichtigkeit über das Ausmaß der Betroffenheit, Beeinträchtigung von Familien- und Arbeitsleben, illegale Geldbeschaffung und anhaltende «Aufholjagden» zur Wiedergutmachung von Verlusten aus. Die Übergänge von problematischem Spielen zu krankhaftem Spielen sind fließend. In der nebenstehenden Tabelle sind die einzelnen Veränderungen detailliert aufgeführt.

Das gesunde wie auch das krankhafte Spiel zeichnen sich durch eine außerordentliche Vielfalt aus. Was im Einzelfall geschieht, hängt von einer großen Zahl von Einflüssen ab. Dazu

Tab. 16. Merkmale unterschiedlichen Spielverhaltens

Gelegenheitsspielen (soziales Spielen)	Findet meist mit Freunden und Kollegen in einem zeitlich beschränkten Rahmen statt (in der Freizeit) Finanzielle Verluste sind annehmbar und ihre Obergrenze vorher festgelegt Spielverhalten ist eher risikoarm Spiel bereitet Aufregung, Freude und Entspannung
Problematisches Spielen	Veränderung des Spielverhaltens ◆ Wahl risikoreicher Spielvarianten ◆ Steigerung der Einsätze (mit höherem Risiko), um die gewünschte, lustvoll erlebte Anspannung zu erzielen ◆ zunehmende Veränderungen in der Wahrnehmung des eigenen Spielverhaltens ◆ Kontrollillusion (Glaube, das Spiel und damit die Verluste kontrollieren zu können) ◆ Gewinn wird als Folge eigener Fertigkeiten erlebt ◆ zunehmende Verleugnungs- und Bagatellisierungstendenzen (z.B. man könne das Spielsystem überlisten, die Verluste könnten bereits im nächsten Spiel ausgeglichen werden) Verluste übersteigen Gewinne → «Aufholjagd» → zunehmende Verschuldung Zunehmende soziale Probleme ◆ Nachlassen der beruflichen Leistungsfähigkeit, Arbeitsplatzverlust möglich ◆ Beziehungsprobleme

Spielsucht	Kontrollverlust und Abstinenzunfähigkeit (Spiel kann nicht mehr kontrolliert, eingeschränkt oder aufgegeben werden, entsprechende Versuche führen zu Unruhe und Reizbarkeit) Zunehmende Verschuldung bis zum wirtschaftlichen Ruin (häufig auch Angehörige davon betroffen) ◆ vielfältige, auch kriminelle Methoden der Geldbeschaffung Persönlichkeitsveränderungen (Stimmungslabilität, leichte Reizbarkeit, Selbstverachtung, Depressionen mit Selbstmordgedanken) Sozialer Abstieg ◆ familiäre Zerrüttung ◆ hohe Verschuldung ◆ Arbeitsplatzverlust ◆ Straffälligkeit

Modifiziert nach DSM-IV; Rosenthal [1986].

zählen die Veranlagung, das soziale Umfeld, die zwischenmenschlichen Beziehungen, aber auch spezifische Wirkungen des Glücksspiels (z.B. euphorisierende und erregende Effekte).

Wie häufig ist Spielsucht?

Die Ergebnisse vieler Untersuchungen zeigen zwar einerseits, dass die meisten Menschen nicht an Spielsucht erkranken, andererseits belegen sie aber auch, dass unter Hundert Erwachsenen ein bis zwei an einer krankhaften Spielsucht leiden (Lebenszeitrisiko für pathologisches Spielen: 0,8–1,6%). Weitere vier von Hundert zeigen Anzeichen von problematischem (vgl. Tabelle), d.h. in Einzelaspekten schädlichem Spielen (Lebenszeitrisiko für problematisches Spielen: 4%). Bei Jugendlichen scheint der Anteil spielsuchtgefährdeter Personen sogar deutlich höher zu liegen. Hier werden Häufigkeitsraten bis zu 15% beobachtet, d.h. rund jeder siebte Jugendliche muss als spielsuchtgefährdet angesehen werden.

Insgesamt nimmt die Zahl spielsuchtgefährdeter Personen, vor allem im jüngeren Lebensalter, zu. Hierzu hat auch die zunehmende Verbreitung des Internets mit seinen vielfältigen Glücksspielmöglichkeiten beigetragen. Spielsucht ist also kein seltenes Problem einzelner Außenseiter mehr, sondern kann jeden Menschen, unabhängig von Bildung, sozialer Schicht oder Herkunft betreffen.

Spielsucht tritt oft gemeinsam mit anderen Problemen auf

«Ein Unglück kommt selten allein», das gilt auch für die Spielsucht. Besonders häufig entwickelt sie sich im Zusammenhang mit anderen psychischen Erkrankungen. Bis zu 60% der Spielsüchtigen sind alkoholabhängig, bis zu 80% tabakabhängig, zirka 10–20% opiatabhängig und zirka 10–20% konsumieren Cannabis (Haschisch).

Unabhängig von diesen Suchterkrankungen leiden Glücksspieler häufig unter Depressionen, vielfältigen Ängsten und Selbstwertproblemen.

Es ist wichtig, um diese Erkrankungen, aus denen heraus sich Spielsucht häufig entwickelt, zu wissen, damit die richtige Hilfe zum richtigen Zeitpunkt eingeleitet werden kann.

Wie kommt es zur Spielsucht?

Für die Entwicklung süchtigen Verhaltens sind drei Bedingungen wichtig:

- Die persönliche Veranlagung (Vererbung, Familie, Konstitution)
- Unmittelbar das Problem auslösende Bedingungen (Belastungen, Stress, Krisen)
- Langfristig das Problem aufrechterhaltende Bedingungen (Umstände, die immer wieder dazu beitragen, dass das süchtige Verhalten beibehalten oder gar verstärkt wird)

Neben psychologischen Faktoren (z.B. psychosoziale Belastungen, falsche Annahmen zu den Gewinn- und Verlustmöglichkeiten usw.) spielen auch biologische Prozesse im Gehirn eine wichtige Rolle.

Bei Menschen mit süchtigem Verhalten wurden vielfältige Veränderungen im Gehirnstoffwechsel nachgewiesen. Im Mittelpunkt stehen dabei Störungen des Stoffwechsels bestimmter Botenstoffe, z.B. des Dopamins und des Serotonins, die Informationen zwischen den Nervenzellen übertragen. Besonders wichtig sind hier fehlerhafte Funktionen des so genannten Belohnungssystems im Gehirn, das von Botenstoffen wie dem Dopamin gesteuert wird. Auch Fehlregulationen des körpereigenen Opioidsystems spielen eine wichtige Rolle. Nur wenn man die biologischen Mechanismen bei der Entstehung von Süchten versteht, kann man auch medikamentöse Behandlungsmethoden entwickeln.

Zu den psychologischen Ursachen pathologischen Glücksspiels zählen:

- Die persönlichkeitsspezifische Bedürfnisstruktur
- Spielen als Reaktion auf psychosoziale Konflikte
- Selbstwertprobleme (Selbstwertsteigerung durch Glück beim Spiel, Ausgleich erlebter Frustrationen im Alltag)
- Bindungs- und Beziehungsstörungen
- Unzureichende Konfliktbewältigungsmöglichkeiten (Spielen statt Problemlösen)
- Exzessives Spielen im Zusammenhang mit anderen psychischen Erkrankungen (z.B. bei Alkohol- und Drogenabhängigkeit oder Intelligenzminderung)

Alle diese Bedingungen zusammen entscheiden, ob und in welchem Umfang problematisches Spielen bzw. Spielsucht auftreten. Daher muss die gegebenenfalls erforderliche Behandlung stets auch auf das Bedingungsgefüge im konkreten Einzelfall abgestimmt werden.

Was wird aus der Spielsucht? Verlauf und Prognose

Meistens entwickelt sich Glücksspielsucht schleichend. Daher ist es schwierig, sie rechtzeitig zu erkennen. Der Beginn liegt bei Männern meist im frühen Erwachsenenalter, bei Frauen in späteren Lebensjahren. Das krankhafte Spielverhalten kann auf einzelne Lebensphasen begrenzt bleiben oder dauerhaft auftreten. Man spricht dann von einem chronischen Verlauf, wie er bei den meisten Betroffenen festgestellt wurde. Wie bei anderen Süchten, kommt es auch beim Spielen zu einem Anstieg des Suchtverhaltens: Die Betroffenen spielen immer häufiger, sie erhöhen ihre Spieleinsätze, sie beschäftigen sich zunehmend mit dem Glücksspiel, und sie unternehmen immer mehr, um Geld zu beschaffen. Zusätzliche Belastungen, Depressionen oder andere psychische Störungen führen in der Regel zu einer weiteren Steigerung des krankhaften Spielens.

Die häufig zusammen mit der Spielsucht bestehenden psychischen Erkrankungen können zum Teil als auslösende Bedingungen für die Glücksspielsucht verstanden werden, viele stellen jedoch eher Folgeprobleme dar. Zusammen mit den negativen sozialen und zwischenmenschlichen Folgen der Spielsucht beeinträchtigen sie die Lebensqualität der Betroffenen und ihrer Angehörigen massiv.

Die Folgeprobleme verstärken ihrerseits das krankhafte Spielen. Ohne professionelle Hilfe kommt es so zu einer «Abwärtsspirale», an deren Ende häufig umfassender Kontrollverlust, Depressionen, Alkoholabhängigkeit, Medikamentenmissbrauch und eine deutlich erhöhte Selbstmordgefahr stehen. Umso wichtiger ist es daher, rechtzeitig gegenzusteuern. Vorbeugende Maßnahmen können helfen, Schlimmeres zu verhindern. Aber auch wenn alle Stricke reißen und die Spielsucht voll ausgebrochen ist, stehen heutzutage wirksame Behandlungen zur Verfügung. Mit ihrer Hilfe können die meisten Betroffenen wieder ein menschenwürdiges Leben führen.

Vorbeugende Maßnahmen

Das Spiel kann Menschen Freude, Aufregung oder Entspannung bringen. Wie kann man erreichen, dass es dabei bleibt? Zu den wichtigsten vorbeugenden Maßnahmen zählen die umfassende Aufklärung über die Risiken des Glücksspiels, die Schulung des Kasinopersonals in der Früherkennung suchtgefährdeter Glücksspieler sowie vielfältige Hilfsmaßnahmen (Beratungs- und Therapieangebote). Dazu dienen folgende Maßnahmen:

1. Auslage dieser Informationsbroschüre
2. Selbsterhebungsbögen zur Suchtgefährdung. Zur Selbstdeklaration von Problemspielern und Spielsüchtigen werden zwei Fragebögen vorgelegt. Ein Kurzfragebogen ist in dieser Informationsbroschüre enthalten. Ein umfassenderer Fragebogen liegt an gut markierten Stellen im Kasino aus.
3. Beachtung bestimmter Regeln beim Spielen. Sie dienen dazu, die Risiken beim Spiel so gering wie möglich zu halten.
   - Legen Sie vor dem Spielbeginn eine Obergrenze für Verluste fest. Wie viel Geld wollen Sie maximal verlieren? Dies sollte in einem vernünftigen Verhältnis zu Ihrem Einkommen stehen.
   - Nehmen Sie nur diesen vorher festgelegten Geldbetrag mit.
   - Beenden Sie das Spiel, wenn Sie diesen Betrag verloren haben.
   - Jagen Sie nicht hinter Geldverlusten her. Gehen Sie keine höheren Risiken ein, um frühere Verluste auszugleichen.
   - Wählen Sie nicht besonders risikoreiche Spielvarianten (z.B. gleichzeitiges Spielen an mehreren Geräten).
   - Lassen Sie sich von Freunden oder Angehörigen begleiten, die Sie gegebenenfalls davon abhalten können, weiterzuspielen.
   - Haben Sie gewonnen, sollten Sie mit dem Spielen zumindest an diesem Abend aufhören.

- Glauben Sie niemals, dass Sie das Spielsystem überlisten können.

Das so genannte «rote Beistandstelefon» ermöglicht es Ihnen, während des gesamten Spielbetriebes sofort Hilfe zu erhalten.

4. Feste Sprechstunden des psychologischen Dienstes im Kasino. Die weitere Beratung oder mittel- und längerfristige Behandlung kann dann z.B. mit der Verhaltenstherapeutischen Ambulanz der Psychiatrischen Klinik der Universität vereinbart werden.
5. Verfügbarkeitseinschränkungen, z.B. in Form von Besuchseinschränkungen des Kasinos oder Spielsperren.
6. Innere Struktur des Kasinos (Kasino als Teil einer Freizeitanlage mit vielfältigen Unterhaltungsmöglichkeiten unabhängig vom Glücksspiel).

Behandlungsmöglichkeiten

Zur Behandlung der Spielsucht steht uns heute eine breite Palette psychotherapeutischer, sozio- und milieutherapeutischer sowie medikamentöser Verfahren zur Verfügung. Entscheidend ist immer ein auf die Bedürfnisse des jeweiligen Betroffenen abgestimmter Behandlungsplan, der die oben genannten drei Bereiche (Anlage, auslösende und aufrechterhaltende Bedingungen) berücksichtigt. Allgemeine Therapieziele sind Abstinenz vom Spielbetrieb, die Stärkung der Eigenverantwortlichkeit, die Beseitigung der dem krankhaften Spielen zugrunde liegenden psychosozialen Konflikte sowie die Bewältigung von den die Spielsucht aufrechterhaltenden Bedingungen und Folgeproblemen.

Neben spezifischen Psychotherapieverfahren, wie in erster Linie der Verhaltenstherapie, sind das Training sozialer Fertigkeiten (unter anderem Geldmanagement), das Erlernen neuer Techniken zur Lösung von Problemen, die Schuldnerberatung sowie das Erlernen bestimmter Entspannungsverfahren von großer Bedeutung.

Zusätzliche medikamentöse Therapieverfahren sind notwendig, wenn ein schweres und damit nicht mehr kontrollierbares Suchtverhalten mit hoher Selbstschädigungstendenz vorliegt oder wenn psychische Begleiterkrankungen wie Depressionen, Angststörungen und andere Abhängigkeitserkrankungen (z.B. von Alkohol und Drogen) behandelt werden müssen.

Was mache ich im Notfall?

Am besten benutzen Sie eines der roten Beistandstelefone, um in der Akutsituation rasche Hilfe zu erhalten. Darüber hinaus steht Ihnen während bestimmter Zeiten täglich der psychologische Beratungsdienst im Kasino zur Verfügung. Daneben können Sie sich bei akuten Notfällen auch an die Verhaltenstherapeutische Ambulanz der Psychiatrischen Klinik der Universität Basel (siehe Kontaktadressen) bzw. während der Nachtzeiten an den psychiatrischen Notfalldienst wenden.

Antrag auf Besuchsbeschränkung im Kasino

Glücksspielen kann sich bei gefährdeten Personen zu einer schweren psychischen Störung mit erheblichen sozialen Folgen (z.B. hohe Verschuldung, Zerrüttung von Beziehungen, Arbeitsplatzverlust) entwickeln.

Ich beantrage zu meinem eigenen Schutz vor einer derartigen Entwicklung eine

☐ freiwillige Besuchsbeschränkung (nicht mehr als eine bestimmte Anzahl von Besuchen pro Monat)

☐ eine Spielsperre für einen festgelegten Zeitraum.

(Zutreffendes bitte ankreuzen)

Bitte setzen Sie sich umgehend mit mir in Verbindung.

Name ______________________________________

Adresse ____________________________________

____

____

Geburtsdatum _______________________________

Ihre Erfahrungen mit Glücksspielen

Bitte beantworten Sie die folgenden beiden Fragen, in dem Sie hinter jeder Frage die jeweils auf Sie zutreffende Antwort ankreuzen.

Haben Sie jemals das Bedürfnis gespürt, um immer mehr Geld zu spielen?

Ja ☐ Nein ☐

Haben Sie jemals gegenüber Menschen, die Ihnen wichtig waren, über das Ausmaß Ihres Spielens lügen müssen?

Ja ☐ Nein ☐

Auswertung:
Wenn Sie eine oder gar beide Fragen mit «Ja» beantwortet haben, dann sind Sie spielsuchtgefährdet. Sie sollten sich dann umgehend mit den weiter unten angegebenen Hilfsangeboten in Verbindung setzen.

Wo finde ich Hilfe?

- Psychologischer Beratungsdienst im Kasino

- Verhaltenstherapie-Ambulanz der
  Psychiatrischen Universitätsklinik (PUK) Basel
  Wilhelm-Klein-Str. 27, CH-4025 Basel

- Anonyme Spieler

Auskünfte über weitere in Ihrer Region bestehende Beratungs- und Behandlungsstellen erhalten Sie über die Verhaltenstherapie-Ambulanz der PUK Basel.

ENTWICKLUNGSSTADIEN DES PATHOLOGISCHEN SPIELENS

	Soziales Spielen	Problematisches Spielen	Spielsucht
SPIELVERHALTEN	‣ Findet innerhalb der Familie, mit Freunden oder Kollegen in einem zeitlich beschränkten Rahmen in der Freizeit statt ‣ Finanzielle Verluste sind annehmbar und begrenzt ‣ Spielverhalten ist eher risikoarm	‣ Spielfrequenz nimmt zu ‣ Veränderung des Spielverhaltens durch Wahl risikoreicher Spielvarianten ‣ Steigerung der Einsätze ist notwendig, um den "Nervenkitzel" zu erhalten ‣ Zunehmende Veränderung in der Wahrnehmung des eigenen Spielverhaltens • Glaube, das Spiel und dadurch die Verluste kontrollieren zu können (Kontrollillusion) • Gewinn wird als Folge eigener Fähigkeiten erlebt • Bagatellisierungs- und Verleugnungstendenzen nehmen zu	‣ Spiel kann nicht mehr kontrolliert, eingeschränkt oder aufgegeben werden ‣ Glücksspiel ist zum eigentlichen Lebensmittelpunkt geworden ‣ Dringende Notwendigkeit, Geld zu beschaffen
SOZIALES VERHALTEN	‣ Spiel bereitet Freude, Aufregung und Entspannung	‣ Schulden, meist bei vielen Personen ‣ Vernachlässigung sozialer Kontakte ‣ Partnerschaftsprobleme ‣ Nachlassen der beruflichen Leistungsfähigkeit	‣ Unruhe, Reizbarkeit, Selbstverachtung, Depressionen mit Suizidgedanken ‣ Zunehmende Verschuldung bis zum wirtschaftlichen Ruin führen zu: • sozialem Abstieg • familiärer Zerrüttung, Vereinsamung • Arbeitsplatzverlust • Straffälligkeit

PATHOLOGISCHES GLÜCKSSPIEL / URSACHEN

Erhöhte Vulnerabilität	▸ Resultiert aus genetischer Disposition und/oder negativer frühkindlicher Entwicklung
Biologische Dysfunktionen im Gehirn	▸ Neurochemische Veränderungen
Persönlichkeits-spezifische Bedürfnisstruktur	▸ Spielverhalten als Reaktion auf psychosoziale Konflikte ▸ Häufig Selbstwertproblematik (Selbstwertsteigerung durch positive Spielerlebnisse, Ausgleich erlebter Frustrationen im Alltag) ▸ Häufig Bindungs- und Beziehungsstörungen
Defizitäre Konfliktbewälti-gungsstrategien	▸ Spielverhalten als Ersatzhandlung im Sinne eines missglückten Problemlöseversuchs
Exzessives Spielen	▸ Ausdruck bzw. Folge einer anderen psychischen Störung (Spielsucht als komorbide Störung), z.B. einer • Manie • Persönlichkeitsstörung • zusätzlichen Abhängigkeitserkrankung • organischen Erkrankung des Gehirns

Integriertes Behandlungsangebot

Psychologischer Bereitschaftsdienst im Kasino

- Beratung Hilfesuchender vor Ort (Spieler und Angehörige)
- Beratung des Kasinopersonals vor Ort
- Krisenintervention
- Forschungskoordination

Telefon-Hotline & Website

- Krisenintervention
- Aufbau einer Veränderungsmotivation
- Anbahnung weiterführender Beratung/Therapie

Beratung / PUK

- Offene Spielersprechstunde für erste persönliche Kontaktaufnahme
- Diagnostik und Therapieempfehlung

Therapie / PUK

- Ambulantes oder stationäres Setting
- Durchführung von kognitiver Verhaltenstherapie als wissenschaftlich fundiertes Verfahren (kognitive Umstrukturierung, Stimuluskontrolle, Reizkonfrontation, Problemlösetraining, soziales Kompetenztraining)
- Gegebenenfalls Kombination von Verhaltenstherapie und Pharmakotherapie
- Wissenschaftliche Begleitforschung und Wirksamkeitsüberprüfung der unterschiedlichen Maßnahmen
- Wann immer angezeigt, Vermittlung an geeignete Beratungsstellen bzw. Selbsthilfegruppen

Psychosoziale Beratungsstellen

- **Enge Zusammenarbeit mit Schuldnerberatung, Drogen- und Alkoholberatungsstellen (gegenseitige Konsultation & Koordination, regelmäßiger Erfahrungsaustausch)**

Therapeutengeleitete Selbsthilfegruppen

- Langfristig: Aufbau von therapeutengeleiteten Selbsthilfegruppen (unter Nutzung verhaltenstherapeutischer Strategien)

Optimale Versorgung durch Integration aller Behandlungsangebote

Präventionsmaßnahmen

	Maßnahme	Zielgruppen
Aufklärung	‣ Informationsbroschüre über Risiken und Bewältigungsmöglichkeiten (erhältlich im Kasino, in Beratungsstellen und Facharztpraxen) ‣ Internet Website mit Informationen über Spielsucht und Hilfsangebote in Basel	Allgemeinbevölkerung, Betroffene & Angehörige
Früherkennung	‣ Selbstdeklaration / Fragebogen ‣ Nutzung von technischen Überwachungsmöglichkeiten im Kasino ‣ Frühzeitige Einleitung präventiver Maßnahmen durch geschultes Kasinopersonal	Alle Spieler / Betroffene
Schulung/Coaching	‣ Vermittlung umfassender Kenntnisse über pathologisches Spielen und Behandlungsansätze ‣ Kommunikationstraining ‣ Regelmäßige Weiterbildung ‣ Supervision durch unabhängige Fachkommission	Kasinopersonal
Beobachtung des Spielbetriebs	‣ Durch geschultes Personal und über Videokameras in den Spielräumen ‣ Stichprobenartige Beobachtung durch die unabhängige Fachkommission	Alle Spieler
Verfügbarkeitsbeschränkungen	‣ Spielsperren (freiwillig beantragt oder Verweis durch Kasino) ‣ Besuchseinschränkungen (wechselseitiger Austausch mit anderen Kasinobetreibern in der Schweiz)	Betroffene
	‣ Bildung eines Ausschusses für Glücksspielsucht im Kasino (z.B. zur individuellen Beurteilung der Notwendigkeit und Dauer von Spielsperren)	Kasinopersonal

Krankheitsphasen und Behandlungsziele 1

Gefährdungsphase (noch nicht manifest süchtig)	▸ Aufklärung über individuelles Gefährdungspotential und therapeutische Bewältigungsmöglichkeiten ▸ Ggf. Behandlungseinleitung ▸ Aufbau einer therapeutischen Beziehung
Akutphase (Wochen bis Monate)	▸ Aufklärung über Krankheits- und Behandlungskonzepte (Abstinenz) ▸ Einbeziehung von Angehörigen ▸ Verhütung von Selbst- und Fremdgefährdung ▸ Schuldnerberatung ▸ Akuttherapie süchtigen Verhaltens und komorbider psychischer Störungen ▸ Erlernen von Eigenverantwortlichkeit ▸ Einleitung rehabilitativer Maflnahmen, berufliche Wiedereingliederung ▸ Kontaktaufnahme mit Selbsthilfegruppen ("Anonyme Spieler") ▸ Klärung strafrechtlicher und kriminologischer Probleme (u.a. forensischer Aspekte)

Krankheitsphasen und Behandlungsziele 2

Postakute Stabilisierungsphase (ca. 3 – 6 Monate)	▸ Stabilisierung der Remission ▸ Festigung der therapeutischen Beziehung ▸ Behebung kognitiver und sozialer Defizite ▸ Förderung von Krankheitseinsicht ▸ Verstärkte Einbeziehung der Angehörigen ▸ Früherkennung drohender Rückfälle ▸ Weiterentwicklung individueller Konfliktbewältigungsstrategien ▸ Lösung von familiären Konflikten ▸ Kontinuierliches Training sozialer Fertigkeiten ▸ Verbesserung der sozialen Integration
Stabile Remissionsphase (Monate bis Jahre)	▸ Aufrechterhaltung der therapeutischen Beziehung ▸ Rezidivprophylaxe ▸ Früherkennung drohender Rezidive, Frühintervention ▸ Förderung der sozialen Reintegration ▸ Verbesserung der Lebensqualität

Behandlungsrahmen

- Erste Hilfe vor Ort (Kasino)
- Ambulante Beratungs- und Behandlungsstellen (z.B. PUK Basel)
- Praxen niedergelassener Psychiater und Psychologen
- Psychiatrisches Fachkrankenhaus mit Sucht-Fachabteilung (z.B. PUK Basel)
- Selbsthilfegruppen ("Anonyme Spieler")

Indikation für stationäre Behandlung

- Exzessives Spielverhalten mit zunehmendem Kontrollverlust
- Ausgeprägte psychische Auffälligkeiten (z.B. depressive Störungen mit Suizidalität)
- Zusätzliche stoffgebundene Abhängigkeits-erkrankungen
- Persönlichkeitsstörung mit erheblicher Verminderung der Impulskontrolle

Psychosoziale Behandlung und Rehabilitation

Training sozialer Fertigkeiten	‣ Kommunikation und soziale Wahrnehmung ‣ Wohnungssuche ‣ Berufliche Rehabilitation ‣ Freizeitaktivitäten und Erholung ‣ Umgang mit Geld
Kognitive Rehabilitation	‣ Gefühlswahrnehmung ‣ Interpersonelles Problemlösen ‣ Korrektur verzerrter Informationsverarbeitung (Zufallskonzept, Kausalattribution) ‣ Reizkonfrontation

Bewältigungsfertigkeiten und Problemlösetraining	‣ Sensibilisierung für individuelle Reaktionen auf typische Stressoren
	    ‣ Symptomkontrollierende und spezifische Bewältigungsstrategien
	    ‣ Selbstsicherheitstraining
	    ‣ Allgemeine Problemlösefertigkeiten

Schuldnerberatung	‣ Schuldenregulierung

Forschung: Funktionen

Die wissenschaftliche Begleitforschung erfüllt v.a. die folgenden Funktionen:

- Bereitstellung der erforderlichen Datenbasis für die Abschätzung der Entwicklung von problematischem und pathologischem Spielen
- Kontinuierliche Evaluation und Qualitätskontrolle der Maßnahmen des Sozialkonzeptes
- Ggf. rasche ("online") Optimierung der Maßnahmen und Re-Evaluation im Sinne des Public-Health-Ansatzes [Kirch & Margraf, 1995]

Forschung: Qualitätssicherung

- Überprüfung der vorgesehenen Indikationskriterien für die Hilfsangebote
- Prädiktorforschung (welche Personen sind besonders gefährdet? Bildung von Subgruppen nach den Kriterien Spielart, Komorbidität, soziale Integration und Funktionalität des Spielverhaltens)
- Epidemiologische Forschung (stichprobenartige Befragung der Kasinobesucher zum Spielverhalten)
- Evaluation von Hilfsangeboten und Untersuchungsmethoden
- Überprüfung der Akzeptanz der Maßnahmen des Sozialkonzeptes in der Allgemeinbevölkerung und bei Spielern und Mitarbeitern des Kasinos

Forschung: Methoden und Effekte

- Zur Datenerhebung werden nach Möglichkeit etablierte und methodisch überprüfte Verfahren eingesetzt
- Bei Bedarf müssen jedoch auch spezielle Untersuchungsverfahren konstruiert werden
- Selbstverständlich werden bei der Begleitforschung die relevanten fachlichen, ethischen und datenschutzrechtlichen Richtlinien berücksichtigt
- Insgesamt stellt die begleitende systematische Datenerhebung eine bedeutsame Rückmeldeschleife zwischen Theorie und Praxis zur Verfügung
- Sie garantiert damit die ständige Weiterentwicklung und Qualitätssicherung des Sozialkonzeptes